Fachschwester
Fachpfleger

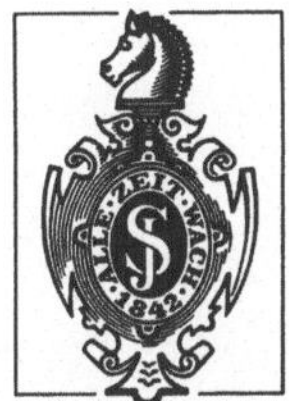

M. Becker   G. Gille   S. Scholtissek

Weiterbildung für den Operationsdienst

Richtlinien – Lernziele
Lerninhalte – Organisation

Springer-Verlag
Berlin Heidelberg New York Tokyo

Margret Becker
Stadtkrankenhaus
Starkenburgring 64–66
6050 Offenbach

Gudrun Gille
Fachgruppe Operationsdienst
Bildungszentrum des DBfK
Königgrätzstraße 12
4300 Essen 1

Sigrid Scholtissek
Städtisches Krankenhaus
Gotenstraße 1
5650 Solingen

Mit Geleitworten von

Rosemarie Weinrich
Deutscher Berufsverband für Krankenpflege,
Hauptgeschäftsstelle Frankfurt

Gisela Bohlken
Vorsitzende der Arbeitsgemeinschaft Deutscher
Schwesternverbände, Bonn

Professor Dr. med. W. Brinkmann
Berufsverband der Deutschen Chirurgen, Hamburg

Dr. K. Prößdorf
Hauptgeschäftsführer
der Deutschen Krankenhausgesellschaft, Düsseldorf

ISBN-13:978-3-540-13976-8   e-ISBN-13:978-3-642-70126-9
DOI: 10.1007/978-3-642-70126-9

CIP-Kurztitelaufnahme der Deutschen Bibliothek.
Becker, Margret:
Weiterbildung für den Operationsdienst: Richtlinien – Lernziele – Lerninhalte – Organisation /
M. Becker ; G. Gille ; S. Scholtissek. – Berlin ; Heidelberg ; New York ; Tokyo : Springer, 1985. –
(Fachschwester, Fachpfleger)
ISBN-13:978-3-540-13976-8

NE: Gille, Gudrun; Scholtissek, Sigrid

2119/3130-543210

Geleitworte

Forschung, technischer Fortschritt und klinische Erfahrung, die heute bewußt ausgewertet werden, tragen mit dazu bei, daß der gesamte Krankenpflegebereich eine beachtliche Weiterentwicklung erfährt. Davon ist insbesondere auch die Krankenpflege im Operationsdienst betroffen, die sich wie keine andere schnell den sich ständig verändernden Erfahrungen anpassen muß.

Es ist kaum noch denkbar, daß vor erst knapp 20 Jahren vom Agnes-Karll-Verband, einem Berufsverband für Krankenpflege, die ersten Fortbildungsveranstaltungen im Bereich Operationsdienst angeboten wurden, aus denen sich dann ein Weiterbildungsprogramm entwickelte mit dem Ziel, die wichtige Verbindung von Theorie und Praxis zu festigen.

Mit Errichtung des Bildungszentrums des Deutschen Berufsverbandes für Krankenpflege in Essen wurde das Weiterbildungsangebot für Krankenpflegepersonal im Operationsdienst ausgebaut, ein mehrmonatiger Leitungskurs angeboten und ein Verbundsystem mit umliegenden Krankenhäusern gegründet.

In einer Arbeitsgruppe, die sich aus Vertretern aller Krankenpflegeverbände und der Deutschen Krankenhausgesellschaft zusammensetzte, wurde eine einheitliche Ordnung für die Weiterbildung im Operationsdienst geschaffen. Darüber hinaus hat sich die Arbeitsgruppe mit der Festlegung von Lernzielen und Lerninhalten befaßt und Hilfen für die Organisation und Durchführung der Weiterbildung erarbeitet, die nun in diesem Buch veröffentlicht werden.

So wie alle Anliegen, die den Bereich der Krankenpflege betreffen, nur vom Krankenpflegepersonal selbst vertreten werden sollten, so können auch die Lehrbücher für die Krankenpflege im OP-Bereich nur von dort tätigen Krankenpflegekräften geschrieben werden - sie allein sind die Experten auf diesem Fachgebiet.

Der Deutsche Berufsverband für Krankenpflege (DBfK) begrüßt es daher sehr, daß mit dieser Veröffentlichung der Versuch unternommen wird, eine Vereinheitlichung der Weiterbildung im Operationsdienst zu erreichen, um damit auch zur Verbesserung der Kranken-

pflege im Operationsdienst beizutragen und eine hohe
Qualität der dort geleisteten pflegerischen Arbeit zu
gewährleisten. Es bleibt zu wünschen, daß dieses Buch
allen Krankenpflegekräften, die mit der Weiterbildung
im Operationsdienst befaßt sind, ein wichtiges Hilfs-
mittel und darüber hinaus all denen nützlich sein
wird, denen eine gegenwartsbezogene, individuelle
Pflege ein Anliegen ist.

Rosemarie Weinrich

Deutscher Berufsverband für Krankenpflege
Hauptgeschäftsstelle Frankfurt

Von Krankenschwestern/-pflegern für Krankenschwestern
/-pfleger geschrieben, liegt hier eine Weiterbildungsordnung für den Operationsdienst vor. Die Kenntnisse
und das Wissen erfahrener OP-Schwestern und Pfleger
verschiedener Fachrichtungen haben in dieser Gemein-
schaftsarbeit ihren Niederschlag gefunden. Es ist ge-
lungen, Richtlinien zu entwickeln, die eine umfassende
Weiterbildung von Krankenschwestern und Krankenpflegern für die Tätigkeit im Operationssaal sicherstellen.

Der technische und medizinische Fortschritt der letzten Jahrzehnte hat die Durchführung neuer chirurgischer
Eingriffe ermöglicht und zu einer erheblichen Ausdehnung der chirurgischen Tätigkeit geführt. Damit wurden
auch die Aufgaben im Operationsdienst immer umfangrei-
cher, und die Anforderungen an die Weiterbildung von
Krankenschwestern und Krankenpflegern haben sich ständig erhöht.

Wir begrüßen deshalb die vorliegende Weiterbildungsordnung und sind sicher, daß sie sich in der Praxis
bewähren wird.

Bonn, Oktober 1984   Gisela Bohlken

                      Vorsitzende der Arbeitsgemein-
                      schaft Deutscher Schwestern-
                      verbände

Aufgaben- und Arbeitsbereiche der operativen Medizin
sind einem ständigen Wachstumsprozeß unterworfen, und
zwar in direkter Abhängigkeit von den Ergebnissen der
Grundlagenforschung wie auch vom Stand der medizinischen Technik im weitesten Sinne des Wortes. Die Halb-
wertszeit unseres medizinischen Wissens beträgt etwa
10 Jahre, deshalb müssen die Ausbildung, die Weiterbildung, wie auch die Fortbildung aller, die im Bereich
der operativen Medizin tätig sind, dem jeweiligen
Stand angepaßt werden. Dies gilt besonders auch für

OP-Krankenschwestern und OP-Krankenpfleger, die einen
sehr verantwortungsvollen und risikoreichen Beruf aus-
üben.

Die Weiterbildungsordnung der Deutschen Krankenhausgesellschaft gibt den Rahmen für eine qualifizierte
theoretische und praktische Weiterbildung für Krankenschwestern, Krankenpfleger und Kinderkrankenschwestern vor und sichert somit den jeweiligen aktuellen
Kenntnisstand des in der operativen Medizin tätigen
Krankenpflege- und Kinderkrankenpflegepersonals.

Das vorliegende Buch will mit seinen Lernzielen und
Lerninhalten, Interpretationen und einer Anzahl pra-
xiserprobter Dokumentationssysteme dazu beitragen,
daß das von der Weiterbildungsordnung gesteckte Ziel
erreicht und übergreifend die Professionalisierung
der Krankenpflege im Operationsdienst verwirklicht
wird.

Ich wünsche dem Buch, daß es möglichst viele pflegerische und ärztliche Weiterbildungsinteressierte erreicht.

Herne, Oktober 1984   Professor Dr. med. W. Brinkmann
                        Berufsverband der Deutschen
                        Chirurgen, Hamburg

Um bundesweit einheitliche Bedingungen für die fachspezifische Qualifizierung der Krankenpflegekräfte
zu schaffen, hat die Deutsche Krankenhausgesellschaft
bereits am 25. Mai 1971 eine Weiterbildungsordnung
für den Bereich der Krankenpflege mit den Weiterbil-
dungszweigen "Anästhesie und Intensivpflege", "Operationsdienst" und "Psychiatrie" erarbeitet und zur Anwendung empfohlen (vgl. "Das Krankenhaus" 1971, S. 269).

Zugleich hat die DKG Beratungen für eine grundsätzli-
che Neuordnung der beruflichen Bildung in der Krankenpflege eingeleitet. Als Ergebnis dieser Beratungen hat
die DKG am 11. Dezember 1973 in einer Empfehlung zur
Neuordnung der beruflichen Bildung in der Krankenpflege
(Aus- und Weiterbildung) die gesetzliche Regelung von
Weiterbildungslehrgängen im Bereich der Krankenpflege
und damit die staatliche Anerkennung der in ihren Wei-
terbildungsempfehlungen vom 25. Mai 1971 geregelten
Bildungsmaßnahmen gefordert. Die Gesundheitsminister-
konferenz der Länder hat diese Forderung aufgegriffen
und zur Vorbereitung länderrechtlich zu regelnder Bil-
dungsgänge durch die Arbeitsgemeinschaft der Leitenden
Medizinalbeamten der Länder im Jahre 1975 eine grundle-
gende "Rahmenordnung der Länder für die Weiterbildung
in den verschiedenen Fachrichtungen der Krankenpflege"
erarbeiten und vorlegen lassen.

Da diese Rahmenordnung sehr weit gefaßt ist, befürch-
tete die DKG bundesweit uneinheitliche Rechtsverhält-
nisse und Bedingungen für die künftige fachspezifische
Qualifizierung der Krankenpflegepersonen und, daraus
folgend, ein "Qualifikationsgefälle" zwischen den in
verschiedenen Bundesländern weitergebildeten Pflege-
kräften. Die DKG hat deshalb unter Weiterentwicklung
ihrer Empfehlung vom 25. Mai 1971 - nach gemeinsamen
Beratungen mit Vertretern des Fachgebietes Chirurgie,
der Arbeitsgemeinschaft Deutscher Schwesternverbände,
des Deutschen Berufsverbandes für Krankenpflege und der
Deutschen Gesellschaft für Fachkrankenpflege - am 27.
November 1979 die Empfehlung "Muster für eine landesrechtliche Ordnung der Weiterbildung und Prüfung zu
Krankenschwestern, Krankenpflegern und Kinderkrankenschwestern für den Operationsdienst" verabschiedet
(vgl. "Das Krankenhaus" 1980, S. 14).

In rund 100 Krankenhäusern, die von der Deutschen Krankenhausgesellschaft als Weiterbildungsstätten für den
Operationsdienst anerkannt sind, werden heute Weiter-
bildungslehrgänge durchgeführt. Der ständig wachsende
Bedarf an Krankenpflegepersonen für den Operationsdienst
zeigt sich daran, daß immer mehr Krankenhäuser bei der
Deutschen Krankenhausgesellschaft die Anerkennung als
Weiterbildungsstätte für den Operationsdienst beantragen.
Damit wird zugleich das Bemühen der Krankenhausträger
deutlich sichtbar, auch die Voraussetzungen für den Erwerb der fachlichen Spezialisierung zu schaffen.

Die Vielzahl der anerkannten Weiterbildungsstätten für
den Operationsdienst, die sich aus Krankenhäusern unterschiedlicher Größe zusammensetzt, ließ den Bedarf
nach weiteren Hinweisen für die Durchführung der Weiter-
bildungslehrgänge lauter werden.

Die Deutsche Krankenhausgesellschaft begrüßt deshalb
das Erscheinen dieses Handbuchs, das geeignet ist,
zu einer weiteren Vereinheitlichung der Weiterbildung
im Operationsdienst und damit zu einem hohen fachlichen Qualifikationsstand beizutragen.

Dr. K. Prößdorf
Hauptgeschäftsführer der
Deutschen Krankenhaus-
gesellschaft

Inhaltsverzeichnis

Mitarbeiterverzeichnis

(Mitglieder der Arbeitsgemeinschaft "Weiterbildung für den
Operationsdienst")

Christa Battermann
Freie Universität Berlin
Hindenburgdann 30
1000 Berlin 45

Margret Becker
Stadtkrankenhaus
Starkenburgring 64-66
6050 Offenbach

Ulrike Benfer
Städt. Krankenhaus
Gotenstr. 1
5650 Solingen 1

Edda Blochmann
Bildungszentrum des DBfK
Königgrätzstr. 12
4300 Essen 1

Edeltraut Döbler
Ev. Krankenhaus
Kirchfeldstr. 40
4000 Düsseldorf 1

Margot Ende
Klinikum
Westring 5
4400 Münster

Gudrun Gille
Fachgruppe Operationsdienst
Bildungszentrum des DBfK
Königgrätzstr. 12
4300 Essen 1

Ruth Goldbrich
Klinikum der Justus-Liebig-
Universität
6300 Gießen

Erni Grams
Universitätsklinik Köln,
Chirurgischer OP
Josef-Stelzmann-Str. 9
5000 Köln 41

Sr. M. Lina Groß
Elisabethkrankenhaus
Elisabethenstr. 15
7890 Ravensburg

Renate Jung
Klinikum der Justus-Liebig-
Universität
6300 Gießen

Maria Kalthoff
Klinikum
Westring 5
4400 Münster

Gudrun Kirstein
Börgerhospital e.V.
Nibelungenallee
6000 Frankfurt 1

Lieselotte Loemke
Zentralklinikum
Stenglinstr. 2
8900 Augsburg 1

Erika Meiborg-Schramm
Klinikum der Universität Göttingen
3400 Göttingen

Margit Purwin
An der Stadthalle 12
3507 Baunatal 1

Hans-Jürgen Peters
Ev. Krankenhaus
Schermbecker Landstr. 88
4230 Wesel

Sigrid Scholtissek
Städt. Krankenhaus
Gotenstr. 1
5650 Solingen

Ramona Schumacher
Klinikum rechts der Isar
Ismaninger Str. 5
8000 München 80

Magdalena Späth
Medizinische Einrichtungen der
Universität Düsseldorf,
Chirurgischer OP
Moorenstr. 5
4000 Düsseldorf

Ingeborg Ströver
Ev. Krankenhaus
4000 Düsseldorf 1

Ursula Weise
Städt. Krankenhaus
Dhünnberg 60
5090 Leverkusen 1

Helga Ziegner
Kliniken der Universität Göttingen
Allerberg 42
3400 Göttingen

1. Einführung

Das vorliegende Buch hat das Ziel, an der Vereinheitlichung der Weiterbildung für den Operationsdienst in der Bundesrepublik Deutschland mitzuwirken. Die Arbeit in diesem Bereich stützte sich bisher auf die Weiterbildungsordnung der Deutschen Krankenhausgesellschaft sowie einige landesrechtliche Regelungen, mußte aber auf erweiternde Unterlagen, Planungs- und Organisationsmaterial verzichten.

Aufgrund jahrelanger Erfahrungen in der Planung und Organisation von Weiterbildungsmaßnahmen erstellte die Arbeitsgemeinschaft den nachfolgenden Leitfaden, der Vorschläge und Möglichkeiten für die Durchführung dieser Maßnahmen aufzeigt und erläutert. Dabei diente die Weiterbildungsordnung (WO) der DKG als Grundlage.

Der Leitfaden ist als Informations- und Organisationshilfe für Kolleginnen und Kollegen gedacht, die mit Weiterbildungsprojekten in Krankenhäusern unterschiedlicher Größe und Organisationsformen befaßt sind oder diese in Anspruch nehmen.

Lernziele und Lerninhalte sind bewußt auf Grobzielebene belassen, weil die Feinziele nur unter Beachtung der klinikspezifischen Gegebenheiten zu formulieren sind.

Die Musterformulare im Anhang stammen aus der Praxis. Sie sind in ihrer Grundkonzeption erprobt; sie sollten von den Weiterbildungsstätten bedarfsgerecht modifiziert werden.

Die Arbeitsgemeinschaft hofft, mit diesem Buch nicht nur den Leitungen von Weiterbildungsstätten, sondern auch dem leitenden OP-Krankenpflegepersonal, Lehrgangsteilnehmern und Praxisanleitern eine Arbeitsgrundlage anbieten zu können.

1.1 Muster für eine landesrechtliche Ordnung der Weiterbildung und Prüfung zu Krankenschwestern, Krankenpflegern und Kinderkrankenschwestern für den Operationsdienst – Empfehlung der Deutschen Krankenhausgesellschaft vom 27. November 1979 –*

Aufgabengebiet

§ 1. Ziel der Weiterbildung

(1) Die Weiterbildung soll Krankenschwestern, Krankenpflegern und Kinderkrankenschwestern mit ihren vielfältigen Aufgaben im Operationsdienst vertraut machen und ihnen die zur Erfüllung dieser Aufgaben erforderlichen speziellen Kenntnisse, Fertigkeiten, Verhaltensweisen und Einstellungen vermitteln.

(2) Zu den Aufgaben der Krankenschwester, des Krankenpflegers und der Kinderkrankenschwester für den Operationsdienst zählen insbesondere:

    1. Vorbereitungs-, Überwachungs- und Nachsorgemaßnahmen am Patienten bei operativen Eingriffen unter Beachtung der psychischen und physischen Aspekte;

    2. Vor- und Nachbereitung der Operationseinheit einschließlich der zur Operation benötigten Instrumente, Materialien und Geräte;

    3. Unterstützung der operierenden Gruppe vor, während und nach der Operation (Springertätigkeit);

    4. situationsgerechtes Instrumentieren;

    5. Planung und Organisation des Arbeitsablaufs und Anleitung von Schülern, Weiterbildungsteilnehmern und Mitarbeitern;

    6. Anwendung und Umsetzung hygienischer und aseptischer Vorschriften in der Operationsabteilung sowie tätigkeitsbezogener Rechtsvorschriften.

(3) Die Befähigung zur Übernahme der genannten Aufgaben soll durch theoretische und praktische Weiterbildung, insbesondere auch durch Vermittlung patientenorientierter Verhaltensweisen und Einstellungen, erzielt werden.

Anerkennung

§ 2. Allgemeines

(1) Die Weiterbildung zur Krankenschwester, zum Krankenpfleger sowie zur Kinderkrankenschwester, zum Kinderkrankenpfleger für den Operationsdienst wird anerkannt, wenn die Krankenschwester, der

---

* Veröffentlicht in: Das Krankenhaus 1980, Heft 1 Seite 14

Krankenpfleger oder die Kinderkrankenschwester nachweist, daß sie/
er die Erlaubnis nach § 1 des Krankenpflegegesetzes i.d.F. vom
20.9.1965 (BGBl. I. S. 753), besitzt, an einem Weiterbildungslehrgang (Abschnitt IV) teilgenommen und die Prüfung (Abschnitt V)
bestanden hat.

(2) Die in einem anderen Bundesland nach einer landesrechtlichen Ordnung anerkannte Weiterbildung oder erteilte staatliche Anerkennung
als (Fach-)Krankenschwester, (Fach-)Krankenpfleger oder (Fach-)Kin-
derkrankenschwester für den Operationsdienst steht einer Anerkennung
nach Absatz 1 gleich, wenn die landesrechtliche Ordnung den Mindestanforderungen der "Rahmenordnung der Länder für die Weiterbildung in den verschiedenen Fachrichtungen der Krankenpflege"
nach dem Stand vom 1.1.1975 entspricht.

(3) Im übrigen wird eine außerhalb des Geltungsbereiches dieser Ordnung
erworbene abgeschlossene Weiterbildung anerkannt, wenn die Krankenschwester, der Krankenpfleger oder die Kinderkrankenschwester die
Gleichwertigkeit des Weiterbildungsstandes nachweist. Die Gleichwertigkeit des Weiterbildungsstandes gilt als nachgewiesen, wenn
die Krankenschwester, der Krankenpfleger oder die Kinderkrankenschwester

1. in einem anderen Bundesland auf Grund landesrechtlicher oder be-
hördlicher Regelung die staatliche Anerkennung als (Fach-)Kran-
kenschwester, (Fach-)Krankenpfleger oder (Fach-)Kinderkranken-
schwester für den Operationsdienst erhalten und die Urkunde vorgelegt hat oder

2. vor Inkrafttreten einer landesrechtlichen Weiterbildungsregelung
einen gemäß den Richtlinien der Deutschen Krankenhausgesellschaft
vom 25.5.1971 (Das Krankenhaus 1971, S. 269) anerkannten Weiterbildungslehrgang begonnen, erfolgreich abgeschlossen und das von
ihr beglaubigte Zeugnis vorgelegt hat.

§ 3. Rücknahme, Widerruf, Wiedererteilung

(1) Die Anerkennung ist zurückzunehmen, wenn eine Voraussetzung für
ihre Erteilung (§ 2) irrtümlich als gegeben angenommen worden ist.

(2) Die Anerkennung ist zu widerrufen, wenn die Erlaubnis nach § 1 des
Krankenpflegegesetzes fortgefallen ist.

(3) In den Fällen der Absätze 1 und 2 ist der/die Betroffene(n) vor-
her zu hören. Ist er/sie nicht voll geschäftsfähig, so ist auch
der gesetzliche Vertreter zu hören.

(4) Die Anerkennung, die auf Grund des Absatzes 1 zurückgenommen wurde,
kann auf Antrag wiedererteilt werden, wenn Umstände eingetreten
sind, die eine Wiedererteilung unbedenklich erscheinen lassen.

(5) Zuständig für die Entscheidungen nach den Absätzen 1, 2 und 4 ist
der .... (je nach Bundesland).

Weiterbildungsstätten

§ 4. Anforderungen an die Weiterbildungsstätten

(1) Weiterbildungsstätten sind Krankenhäuser oder sonstige Einrichtungen, die als zur Weiterbildung geeignet staatlich anerkannt worden sind.

(2) Ein Krankenhaus wird als Weiterbildungsstätte staatlich anerkannt, wenn in der eigenen Einrichtung oder in vertraglich angeschlossenen Einrichtungen

    1. eine allgemein-chirurgische Abteilung und mindestens drei abgegrenzte operative Fachabteilungen (Allgemeine Chirurgie und zwei weitere Fächer im Sinne der Weiterbildungsordnung für Ärzte), von denen mindestens zwei Anstaltsabteilungen sind, mit an Zahl und Art der Operation leistungsfähige Operationseinheiten vorhanden sind;

    2. ausreichende, unter Anleitung stehende Plätze für die praktische Weiterbildung nachgewiesen werden;

    3. ein hauptamtlich im Krankenhaus tätiger Facharzt einer operativen Fachdisziplin an der Weiterbildung beteiligt ist (verantwortlicher ärztlicher Leiter der Weiterbildung);

    4. eine Krankenschwester, ein Krankenpfleger bzw. eine Kinderkrankenschwester für den Operationsdienst mit didaktischer und pädagogischer Vorbildung hauptamtlich für die Weiterbildung tätig ist (verantwortlicher pflegerischer Leiter der Weiterbildung);

    5. die erforderliche Anzahl von geeigneten Lehrkräften für den theoretischen und praktischen Unterricht sowie für die Anleitung bei der praktischen Weiterbildung zur Verfügung steht;

    6. die für die Weiterbildung erforderlichen Räume, Einrichtungen, Lehr- und Lernmittel zur Verfügung stehen;

    7. eine sinnvolle Koppelung der theoretischen und praktischen Weiterbildung gewährleistet ist.

(3) Andere Einrichtungen werden als Weiterbildungsstätte staatlich anerkannt, wenn

    1. für die praktische Weiterbildung ein Krankenhaus zur Verfügung steht, das die Voraussetzung des Absatz 2 Nr. 1 bis 5 erfüllt, und im übrigen

    2. in der eigenen Einrichtung oder in angeschlossenen Einrichtungen die Voraussetzungen des Absatzes 2 Nr. 5 bis 7 erfüllt werden.

(4) Die Anerkennung der Weiterbildungsstätte kann widerrufen werden, wenn eine der Voraussetzungen nach Absatz 2 oder 3 fortgefallen ist.

(5) Zuständig für die Entscheidungen nach den Absätzen 1 und 4 ist der

Weiterbildungslehrgang

§ 5. Voraussetzung für die Teilnahme

Zur Weiterbildung wird zugelassen, wer

1. die Erlaubnis nach § 1 des Krankenpflegegesetzes i.d.F. vom 20.9.1965 (BGBl I. S. 1443), zuletzt geändert durch Gesetz vom 4.5.1972 (BGBl I. S. 753), besitzt und

2. nachweist, daß er nach der Erteilung der Erlaubnis eine mindestens zweijährige Tätigkeit in der Krankenpflege oder Kinderkrankenpflege, davon mindestens sechs Monate im operativen Funktionsdienst abgeleistet hat.

§ 6. Teilnahmeantrag

(1) Der Antrag zur Teilnahme an einem Weiterbildungslehrgang ist an die Leitung der Weiterbildungsstätte zu richten.

(2) Dem Antrag sind beizufügen:

   1. ein Geburtsschein oder eine Geburtsurkunde, ggf. Heiratsurkunde;

   2. ein selbst verfaßter, eigenhändig geschriebener Lebenslauf mit Lichtbild;

   3. Zeugnis der Krankenpflege- bzw. Kinderkrankenpflegeprüfung;

   4. Erlaubnis zur Führung der Berufsbezeichnung nach § 1 des Krankenpflegegesetzes;

   5. Zeugnis zum Nachweis der Voraussetzungen nach § 5 Nr. 2;

   6. ein ärztliches Zeugnis über das Freisein der Atmungsorgane von ansteckungsfähiger Tuberkulose; dieses Zeugnis darf nicht älter als drei Monate sein, muß sich auf eine intrakutane Tuberkulinprobe oder auf eine Röntgenaufnahme der Atmungsorgane stützen. Ist die Tuberkulinprobe positiv ausgefallen, ist in jedem Fall eine Röntgenaufnahme erforderlich;

   7. ggf. die Zustimmung des Arbeitsgebers.

(3) Über die Zulassung entscheidet die Leitung der Weiterbildung.

§ 7. Form, Dauer und Gliederung der Weiterbildung

(1) Die Weiterbildung erfolgt als Lehrgang mit theoretischem und praktischem Unterricht sowie mit einer in den Lehrgang eingegliederten praktischen Mitarbeit in künftigen Aufgabenbereichen. Beim praktischen Einsatz muß der Weiterbildungsauftrag gewahrt bleiben.

(2) Die Weiterbildung wird berufsbegleitend durchgeführt. Sie dauert zwei Jahre und umfaßt

   1. theoretischen Unterricht von mindestens 240 Stunden;

   2. praktischen Unterricht, Übungen und Praxisgespräche von mindestens 480 Stunden;

   3. praktische Weiterbildung von mindestens 85 Wochen und

   4. die Prüfung.

Die Lehrgangsmaßnahmen können, soweit dem die nachstehenden Absätze nicht entgegenstehen, in zeitlich zusammenhängenden Abschnitten durchgeführt werden.

(3) Im ersten Weiterbildungsjahr werden die theoretischen und praktischen Grundlagen der Weiterbildung vermittelt; das erste Weiterbildungsjahr schließt mit einer Leistungsüberprüfung im theoretischen und praktischen Bereich ab. Das zweite Weiterbildungsjahr dient der Vertiefung und Erweiterung des erworbenen Wissens und Könnens sowie dem Erwerb fachspezifischer oder schwerpunktmäßig zu vermittelnder Kenntnise, Fertigkeiten und Erfahrungen; es soll insbesondere die Fähigkeit zur selbstkritischen, verantwortungsbewußten Zusammenarbeit im operativen Team vermitteln.

(4) Der theoretische Unterricht soll während der Lehrgangsdauer mit in der Regel drei, der praktische Unterricht mit in der Regel sechs Wochenstunden erteilt werden. Anstelle des wöchentlichen Unterrichts kann insoweit Blockunterricht erteilt werden, als dies dem Erfordernis des § 4 Absatz 2 Nr. 7 nicht entgegensteht. Über die Teilnahme am Unterricht ist ein Nachweis zu führen.

(5) Die praktische Weiterbildung erfolgt durch eine unter fachkundiger Anleitung stehende Mitarbeit im künftigen Aufgabenbereich; die Zuweisung zu den Einsatzbereichen erfolgt durch die Leitung der Weiterbildung im Benehmen mit der Leitung des Pflegedienstes. Die praktische Weiterbildung ist von praktischem Unterricht und von regelmäßigen Praxisgesprächen zu begleiten, die unter der Leitung von Lehrkräften für den praktischen Unterricht stehen. Die praktische Weiterbildung ist von den Leitern der Praxisgespräche zu bescheinigen und zu bewerten.

§ 8. *Lehrfächer und Übungsbereiche*

(1) Der theoretische Unterricht umfaßt mindestens 240 Stunden.

  1. Medizinische Grundlagen (145 Stunden):

    a) Wiederholung und Erweiterung anatomischer und physiologischer, pathophysiologischer und klinischer Grundlagen der Störungen der vitalen Funktionen:
      - Atemsystem,
      - Herz-Kreislauf-System,
      - Wasser-Elektrolyt- und Säure-Basen-Haushalt,
      - Energie- und Wärmehaushalt,
      - Stoffwechselregulationssystem,
      - Blutbildungs- und Blutgerinnungssystem.

    b) Pathophysiologie bei chirurgischen Eingriffen:
      - Schock,
      - sonstige präoperative Risiken,
      - postoperative Komplikationen,
      - Infektionen.

    c) Methoden und Techniken chirurgischer, diagnostischer und therapeutischer Eingriffe:
      - Bewegungs- und Stützsystem,
      - Atmungssystem,
      - Herz- und Gefäßsystem,
      - Verdauungssystem,
      - Urogenitalsystem,
      - endokrines System,
      - Sinnesorgansystem,
      - zentrales und peripheres Nervensystem.

2. Pädagogische, soziologische und psychologische Aspekte im Ope-
   rationsdienst (20 Stunden):
   - Kommunikation mit Mitarbeitern,
   - Anleitung von neuen Mitarbeitern und Schülern,
   - Bedeutung des sozialen Umfeldes für den Patienten einschließ-
     lich Gesprächsführung.

3. Rechtliche, organisatorische und betriebswirtschaftliche Aspekte
   im Operationsdienst (30 Stunden):
   - Schweigepflicht, Hilfepflicht, übergesetzlicher Notstand,
     Transplantationen und Sektion, Haftung,
   - Personenschutzbestimmungen,
   - Gliederung, Organisation und personelle Besetzung von Opera-
     tionseinheiten, Dienstplangestaltung,
   - wirtschaftliche Betriebsführung,
   - baulich-technische Grundlagen,
   - medizinische Dokumentation.

4. Grundlagen der Pharmakologie und Anästhesie einschließlich Re-
   animation im Operationsbereich (25 Stunden):
   - Übersicht der Narkoseverfahren,
   - Narkosegeräte - Narkosehilfsmittel - Überwachungsgeräte,
   - Narkosemedikamente und spezielle Pharmakologie im Operations-
     bereich,
   - Durchführung, Überwachung und mögliche Komplikationen der
     Narkose,
   - Reanimation.

5. Grundlagen der angewandten Krankenhaushygiene (20 Stunden):
   - Aspekte der Krankenhaushygiene,
   - mikrobiologische Grundlagen,
   - Desinfektionslehre,
   - Sterilisationslehre,
   - Vor- und Entsorgung.

(2) Der praktische Unterricht, Übungen und Praxisgespräche umfassen
mindestens 480 Stunden.

1. Praktischer Unterricht und Übungen (440 Stunden):

   a) Unterweisung in der angewandten Krankenhaushygiene (70 Stunden):
      - Besondere Situation/Gefährdung des Patienten in operativen
        Bereichen,
      - Umgang mit Desinfektionsmitteln, Durchführung von Desinfek-
        tionsmaßnahmen,
      - Umgang mit Sterilisationsapparaten, Durchführung von Ste-
        rilisationsmaßnahmen, Sterilisationsabteilung, Umgang mit
        Sterilgut,
      - Verhalten und Maßnahmen zur Vermeidung von Infektionen
        (Hygieneordnung),
      - Anleiten und Kontrollieren von Reinigungspersonal,

   b) Unterweisung in Instrumenten- und Materialkunde (90 Stunden):
      - Instrumentenübersicht, Handhabung und Pflege sowie Zusam-
        menstellung von Instrumentensieben,
      - Nahtmaterialien mit Zubehör,
      - wirtschaftliche Anforderung, Bevorratung und Anwendung von
        Ge- und Verbrauchsgütern,

   c) Unterweisung in prä-, intra- und postoperativen Maßnahmen
      und Verhaltensweisen (200 Stunden):
      Am Patienten
      - psychische und physische Betreuung in operativen Be-
        reichen,
      - Vorbereiten des Patienten im Operationsbereich,

- Lagerungen,
- Verbandtechnik einschließlich Gipsverband,
- Übernahme, Übergabe, Dokumentation,
  zur Operation
- selbständiges Zusammenstellen der benötigten Instrumente
  und sonstigen Zubehöre,
- zweckentsprechendes Vor- und Nachbereiten der Operationseinheit,
- Organisieren eines reibungslosen Arbeitsablaufs,
- Versorgen, Beschriften und Versenden von Untersuchungsmaterialien,
- Kontrollieren, Bedienen und Pflegen von technischen
  Geräten,
  während der Operation
- kooperatives Verhalten,
- situationsgerechtes Instrumentieren und Anreichen von
  Materialien,
- zweckgerichteter und wirtschaftlicher Umgang mit Ge- und Verbrauchsgütern,
- Kontrollieren von Instrumenten und Materialien,
- Anleiten von Mitarbeitern.

   d) Unterweisung in der Verhütung von Betriebsunfällen und folge-
richtigem Handeln in diesen Situationen (20 Stunden).

   e) Erkundungspraktika (60 Stunden).

2. Praxisgespräche (40 Stunden):

Erörterung von Möglichkeiten und Schwierigkeiten bei der Über-
tragung des Erlernten in das eigene Arbeitsfeld (am jeweiligen
Tätigkeitsort während der praktischen Weiterbildung).

(3) Die praktische Weiterbildung umfaßt praktische Mitarbeit bei den
in § 1 Absatz 2 genannten Aufgaben. Sie erfolgt zu mindestens einem
Drittel der Lehrgangsdauer in einer hauptamtlich geleiteten allge-
mein-chirurgischen Abteilung und zu mindestens jeweils acht Wochen
in mindestens zwei weiteren hauptamtlich geleiteten operativen Fach-
disziplinen; in der verbleibenden Zeit soll die Möglichkeit zur
praktischen Weiterbildung in weiteren Operationseinheiten gewährt
werden. Zeiten einer geleisteten und bewerteten Mitarbeit in den
Einsatzgebieten vor Eintritt in die Weiterbildung können durch die
Leitung der Weiterbildung teilweise angerechnet werden.

§ 9. Unterbrechung

Auf die Dauer des Lehrganges werden je Weiterbildungsjahr angerechnet:

1. Unterbrechungen in Höhe des tariflichen Urlaubs und

2. Unterbrechungen durch Arbeitsunfähigkeit oder wegen Schwangerschaft
bis zur Dauer von vier Wochen.

Prüfung

§ 10. Prüfungsausschuß

(1) Bei der staatlich anerkannten Weiterbildungsstätte wird ein Prüfungsausschuß gebildet.

(2) Der Prüfungsausschuß besteht aus:

1. einem Medizinalbeamten als Vorsitzendem,
2. dem ärztlichen Leiter der Weiterbildung,
3. dem pflegerischen Leiter der Weiterbildung,
4. je einer ärztlichen und pflegerischen an der Weiterbildung beteiligten Lehrkraft.

Für die praktische Prüfung gehört dem Prüfungsausschuß auch der Arzt an, unter dessen Leitung die Operation als Bestandteil der praktischen Prüfung durchgeführt wird.

(3) Die zuständige Behörde bestellt widerruflich den Vorsitzenden und auf Vorschlag der Leitung der Weiterbildung die übrigen Mitglieder des Prüfungsausschusses. Für die Mitglieder des Prüfungsausschusses sind Stellvertreter zu bestellen.

(4) Prüfer sind Lehrkräfte des jeweiligen Fachgebietes.

(5) Der Prüfungsausschuß entscheidet mit Stimmenmehrheit. Bei Stimmengleichheit gibt die Stimme des Vorsitzenden den Ausschlag.

§ 11. *Meldung zur Prüfung*

(1) Der Antrag auf Zulassung zur Prüfung ist vier Wochen vor Ende des Lehrgangsabschnittes, auf den sich die Prüfung bezieht, jedoch spätestens acht Wochen vor Ende des Lehrgangs beim Vorsitzenden des Prüfungsausschusses über die Leitung der Weiterbildung zu stellen.

(2) Dem Antrag sind beizufügen:

1. Bescheinigung über die Teilnahme an den Lehrgangsveranstaltungen und

2. eine Bewertung der Leistungen des Prüfungsanwärters auf den Gebieten der theoretischen und praktischen Weiterbildung durch die zuständigen Lehrkräfte des Weiterbildungslehrganges unter Verwendung der in § 17 vorgesehenen Bewertungsmaßstäbe.

Im Falle der Wiederholungsprüfung hat der Prüfling außerdem nachzuweisen, daß er die Auflagen nach § 22 erfüllt hat.

(3) Der Prüfungsausschuß entscheidet bis sechs Wochen vor Prüfungsbeginn über die Zulassung zur Prüfung.

(4) Der Vorsitzende des Prüfungsausschusses teilt die Entscheidung über die Zulassung dem Antragsteller über die Leitung der Weiterbildung schriftlich mit. Die Ablehnung der Zulassung ist zu begründen.

§ 12. *Erkrankungen, Rücktritt, Versäumnis*

(1) Ist der Prüfling durch Krankheit oder sonstige von ihm nicht zu vertretenden Umstände an der Ablegung der Prüfung oder von Prüfungsabschnitten verhindert, so hat er dies bei der Erkrankung durch ein ärztliches Zeugnis, im übrigen in sonst geeigneter Form, nachzuweisen.

(2) Der Prüfling kann in begründeten Fällen mit Genehmigung des Vorsitzenden von der Prüfung zurücktreten.

(3) Bricht der Prüfling aus den in Absatz 1 oder Absatz 2 genannten
    Gründen die Prüfung ab, so wird die Prüfung an einem vom Vorsitzen-
    den des Prüfungsausschusses zu bestimmenden Termin fortgesetzt.
    Der Prüfungsausschuß entscheidet, in welchem Umfang die bereits
    geprüften Fächer anzurechnen sind.

(4) Erscheint ein Prüfling ohne ausreichende Begründung an einem Prü-
    fungstage nicht oder tritt er ohne Genehmigung des Vorsitzenden
    des Prüfungsausschusses zurück, so gilt die Prüfung als nicht be-
    standen.

(5) Vor Beginn eines jeden Teiles der Prüfung ist der Prüfling zu be-
    fragen, ob er gesundheitliche Bedenken gegen seine Prüfungsfähig-
    keit vorzubringen hat.

§ 13. *Gliederung der Prüfung*

(1) Die Prüfung besteht aus einem schriftlich-theoretischen, einem
    mündlich-theoretischen und einem praktischen Teil.

(2) Der Vorsitzende des Prüfungsausschusses setzt im Einvernehmen mit
    der Leitung der Weiterbildung den Zeitpunkt der Prüfungsteile fest
    und veranlaßt die Ladung der Prüflinge und des Prüfungsausschusses.
    Die Ladungsfrist soll mindestens zwei Wochen betragen.

(3) Die Prüfung ist nicht öffentlich. Der Prüfungsausschuß kann ein-
    zelne Personen bei Nachweis eines berechtigten Interesses gestat-
    ten, als Zuhörer an der Prüfung teilzunehmen. Beauftragte der Auf-
    sichtsbehörde sind berechtigt, bei den Prüfungen als Beobachter
    anwesend zu sein.

(4) Der Vorsitzende des Prüfungsausschusses leitet die Prüfung. Er be-
    stimmt im Einvernehmen mit der Leitung der Weiterbildung die Prüfer
    für die einzelnen Fächergruppen und Übungsbereiche sowie die Teile
    der Prüfung. Er ist jederzeit berechtigt, sich an der Prüfung zu
    beteiligen.

§ 14. *Schriftliche Prüfung*

(1) Die schriftliche Prüfung besteht aus einer unter Aufsicht anzufer-
    tigenden Arbeit. Sie kann

    1. im Antwortauswahlverfahren,

    2. als Fragenarbeit mit frei zu formulierenden Antworten,

    3. in Berichtsform zu vorgegebenen Themen oder

    4. kombiniert durchgeführt werden.

(2) Die Fragen bzw. Themen sind aus den unter § 8 aufgeführten Lehr-
    fächern und Übungsbereichen zu wählen. Für die Bearbeitung stehen
    zwei Zeitstunden zur Verfügung.

(3) Der Vorsitzende des Prüfungsausschusses stellt die Prüfungsaufgaben
    nach Vorschlägen der Lehrkräfte des Weiterbildungslehrganges. Er
    bestimmt in gleicher Weise auch, welche Hilfsmittel benutzt werden
    dürfen.

(4) Die Aufgaben sind in einem geschlossenen Umschlag aufzubewahren,
    der erst am Prüfungstag in Gegenwart der Prüflinge zu öffnen ist.

(5) Für die Aufsichtsarbeit wird der Aufsichtführende vom Vorsitzenden
des Prüfungsausschusses bestimmt. Er hat über die schriftliche
Prüfung eine Niederschrift zu fertigen.

(6) Liefert der Prüfling die Arbeit ohne ausreichende Entschuldigung
nicht oder nicht vor Ablauf der festgesetzten Frist ab, so wird
sie mit "ungenügend" bewertet.

(7) Die Aufsichtsarbeit ist von zwei Mitgliedern des Prüfungsausschus-
ses unabhängig voneinander zu beurteilen.
Bei voneinander abweichenden Urteilen entscheidet der ärztliche
Leiter der Weiterbildung.

§ 15. Mündliche Prüfung

(1) Jeder Prüfling wird in den unter § 8 aufgeführten Lehrfächern und
Übungsbereichen geprüft.

(2) In der mündlichen Prüfung sollen in der Regel nicht mehr als vier
Prüflinge gleichzeitig geprüft werden. Die Prüfungsdauer für den
einzelnen Prüfling soll in der Regel 30 Minuten nicht überschreiten.

(3) Die mündliche Prüfung wird im Beisein aller Mitglieder des Prüfungsausschusses durchgeführt. Diese bewerten die Leistung in jedem Prü-
fungsfach mit einer der in § 17 bezeichneten Noten. Der Vorsitzende
des Prüfungsausschusses ermittelt die Gesamtnote.

§ 16. Praktische Prüfung

Im praktischen Teil der Prüfung hat jeder Prüfling in Anwesenheit eines
ärztlichen und pflegerischen Mitglieds des Prüfungsausschusses (§ 10
Abs. 2 S. 1) bei einer Operation die Aufgaben einer/eines Operations-
schwester/Operationspflegers (Vorbereiten, Instrumentieren, Nachbereiten) wahrzunehmen.

§ 17. Prüfungsergebnisse

Für die Bewertung der einzelnen Prüfungsleistungen und des Gesamtergeb-
nisses gelten die folgenden Grundsätze:

"sehr gut"   (1), wenn die Leistung den Anforderungen in besonderem
                      Maße entspricht,

"gut"   (2), wenn die Leistung den Anforderungen voll entspricht,

"befriedigend"   (3), wenn die Leistung im allgemeinen den Anforderungen
                      entspricht,

"ausreichend"   (4), wenn die Leistung zwar Mängel aufweist, aber im
                      ganzen den Anforderungen noch entspricht,

"mangelhaft"   (5), wenn die Leistung den Anforderungen nicht entspricht,
                      jedoch erkennen läßt, daß die notwendigen Grund-
                      kenntnisse vorhanden sind und die Mängel in abseh-
                      barer Zeit behoben werden können,

"ungenügend"   (6), wenn die Leistung den Anforderungen nicht entspricht
                      und selbst die Grundkenntnisse so lückenhaft sind,
                      daß die Mängel in absehbarer Zeit nicht behoben
                      werden können.

§ 18. *Gesamtergebnis*

(1) Nach den Ergebnissen der schriftlichen, mündlichen und praktischen Prüfung ermittelt der Prüfungsausschuß unter angemessener Berücksichtigung der während der Weiterbildung gezeigten Leistungen das Gesamtergebnis der Prüfung. Der Prüfungsausschuß entscheidet mit Stimmenmehrheit, Stimmenthaltung ist unzulässig.

(2) Die Prüfung ist bestanden, wenn das Gesamtergebnis mindestens mit "ausreichend" bewertet wird. Sie ist nicht bestanden, wenn das Gesamtergebnis oder die praktische Prüfung mit der Note "mangelhaft" oder "ungenügend" bewertet wird.

§ 19. *Prüfungsniederschrift*

Über den Prüfungshergang ist für jeden Prüfling eine Niederschrift aufzunehmen. Die Niederschrift ist von dem Vorsitzenden und den Mitgliedern des Prüfungsausschusses zu unterschreiben.

§ 20. *Zeugnis*

Über die Prüfung erhält der Prüfling ein Zeugnis, über das Nichtbestehen der Prüfung erteilt der Vorsitzende des Prüfungsausschusses einen Bescheid.

§ 21. *Täuschungsversuche und Ordnungsverstöße*

(1) Einen Prüfling, der sich eines Täuschungsversuches oder eines ordnungswidrigen Verhaltens schuldig macht, kann der Aufsichtsführende von der weiteren Teilnahme ausschließen.

(2) Über die Folgen eines Täuschungsversuches oder eines Ordnungsverstoßes entscheidet der Prüfungsausschuß. Er kann nach der Schwere der Verfehlung die Wiederholung einzelner oder mehrerer Prüfungsleistungen anordnen oder die Prüfung für nicht bestanden erklären.

(3) Hat der Prüfling bei der Prüfung getäuscht und wird diese Tatsache erst nach Aushändigung des Zeugnisses bekannt, so kann der Prüfungsausschuß auch nachträglich die Prüfung als nicht bestanden erklären, jedoch nur innerhalb einer Frist von drei Jahren nach dem Tage der mündlichen Prüfung.

§ 22. *Wiederholung der Prüfung*

(1) Ist die Prüfung nicht bestanden, kann der Prüfling auf schriftlichen Antrag an den Vorsitzenden des Prüfungsausschusses die Prüfung wiederholen. Der Prüfungsausschuß kann die Zulassung zu einer Wiederholungsprüfung von einer bestimmten weiteren Vorbereitung abhängig machen.

(2) Der Prüfungsausschuß kann die Wiederholungsprüfung auf bestimmte Prüfungsfächer beschränken. Eine zweite Wiederholung ist nicht zulässig.

(3) Der Prüfungsausschuß bestimmt den Prüfungstermin.

(4) Die Prüfung ist vor dem gesamten Prüfungsausschuß zu wiederholen.

Schlußvorschriften

§ 23. Übergangsregelung

(1) Für eine Übergangszeit von fünf Jahren kann von dem Erfordernis
des § 5 Nr. 2 abgewichen werden.

(2) Für eine Übergangszeit von fünf Jahren können abweichend von § 4
Absatz 2 Nr. 4 mit der pflegerischen Leitung der Weiterbildung
auch im Operationsdienst erfahrene und pädagogisch geeignete Krankenschwestern, Krankenpfleger und Kinderkrankenschwestern beauf-
tragt werden.

(3) Für eine Übergangszeit von einem Jahr können Krankenschwestern,
Krankenpflegern und Kinderkrankenschwestern auf ihren Antrag die
Anerkennung nach § 2 Absatz 1 erhalten, wenn sie

1. zum Zeitpunkt des Inkrafttretens dieser Ordnung gemäß Teil II
   Nr. 10 in den Richtlinien der Deutschen Krankenhausgesellschaft
   vom 25.5.1971 (Das Krankenhaus 1971, S. 269) die Anerkennung
   als "Krankenschwester" oder "Fachkrankenpfleger" oder "Fachkinderkrankenschwester" für den Operationsdienst (DKG) erhalten
   haben oder

2. bis spätestens zum Ende der Übergangsfrist nachweisen, daß sie
   mindestens fünf Jahre lang im Operationsdienst mit Tätigkeiten
   beschäftigt waren, die zu den Aufgaben gemäß § 1 Absatz 2 zählen, und sich hierbei bewährt haben oder

3. nachweisen, daß sie zum Zeitpunkt des Inkrafttretens dieser
   Ordnung bereits zwei Jahre lang nach näherer Maßgabe der Nr. 2
   im Operationsdienst tätig waren, an einer mindestens einjäh-
   rigen Weiterbildung teilgenommen haben und diese bis spätestens
   zum Ende der Übergangsfrist mit einer Prüfung abgeschlossen
   haben.

§ 24. Inkrafttreten

Diese Weiterbildungs- und Prüfungsordnung tritt mit Wirkung
vom .... in Kraft.

Anschrift: Deutsche Krankenhausgesellschaft
           Teerstegenstr. 9, 4000 Düsseldorf

1.2 Anmerkungen zu einzelnen Paragraphen der DKG-Empfehlung

Zu § 4 Abs. 1.
Wegen der z.Z. noch ausstehenden bundeseinheitlichen Regelung der
Weiterbildungsordnung kann nicht generell von einer staatlichen Anerkennung der Weiterbildungsmaßnahme ausgegangen werden. Dies trifft
nur zu bei bereits bestehender landesrechtlicher Regelung. In den anderen Fällen erfolgt die Anerkennung durch die DKG.

Zu § 4 Abs. 2 Ziff. 2.
Die Teilnehmerzahl pro Lehrgang muß in angemessener Relation zur Zahl
des Stammpersonals unter Berücksichtigung der OP-Tische sowie der
durchschnittlichen OP-Auslastung festgelegt werden.

Zu § 5 Abs. 2.
Für die Teilnahme am Lehrgang ist maßgeblich, daß nach Erteilung der
Erlaubnis zur Führung der Berufsbezeichnung eine mindestens 2jährige
Tätigkeit als Krankenschwester, Krankenpfleger, Kinderkrankenschwester,
Kinderkrankenpfleger im Krankenhausbereich nachgewiesen wird.

Empfehlenswert ist neben dem 6monatigen Einsatz im operativen Funktionsdienst ein längerer Einsatz im allgemeinstationären Bereich.

Zu § 6 Abs. 2 Ziff. 1-6.
Die aufgeführten Anlagen zum Teilnahmeantrag erübrigen sich bei bereits eingestellten Mitarbeitern. Für Häuser im Trägerverbund können
sich die Weiterbildungsstätten einer Checkliste bedienen (s. 2.1)
bzw. die Inhalte des Bewerbungsgesprächs protokollieren (& 6, Punkt
1-4 und 6). Die in den Punkten 5 und 7 aufgeführten Unterlagen müssen
im Original vorliegen.

Zu § 7 Abs. 2.
Die Weiterbildung wird berufsbegleitend durchgeführt, d.h. einzelne
Unterrichtsveranstaltungen, insbesondere der überwiegende Teil der
praktischen Unterweisung werden während der Dienstzeit erfolgen und
somit zu Lasten des Arbeitgebers gehen. Ob unter diesem Aspekt im
Weiterbildungsvertrag per Gleitklausel eine Verpflichtung des Arbeitnehmers zum zeitlich definierten Verbleib nach Beendigung der Maßnahme festgelegt wird, ist durch den jeweiligen Träger der Weiterbildungsmaßnahme festzulegen. Andere Regelungen sollten in einer Neben-
abrede zum Arbeitsvertrag fixiert werden (s. 2.2).

Zu § 7 Abs. 2 Ziff. 1.
Die theoretische Mindeststundenzahl von 240 Std ist zur umfassenden
Kenntnisvermittlung erfahrungsgemäß nicht ausreichend. Die Zulassung
der Weiterbildungsteilnehmer zur Abschlußprüfung ist gefährdet, wenn
sich durch Ausfallzeiten (Urlaub oder Krankheit von Weiterbildungsteilnehmern bzw. Referenten) die Mindeststundenzahl reduziert. Aus
diesem Grunde soll ein planmäßiges theoretisches Unterrichtsangebot
von mindestens 280 - 300 Std angestrebt und verwirklicht werden.

Zu § 7 Abs. 2 Ziff. 2.
Der praktische Unterricht muß durch den Praxisanleiter (Krankenschwe-
ster/Krankenpfleger, Kinderkrankenschwester/Kinderkrankenpfleger für
den Operationsdienst) im jeweiligen Einsatzbereich erfolgen. Die Inhalte der praktischen Anleitung, sowie Art und Umfang einzelner Übungen sollten zwischen der pflegerischen Leitung der Weiterbildung und
dem Praxisanleiter abgestimmt sein. Bei der Organisation und Durchführung des praktischen Unterrichts dürfen 480 Std nicht unterschrit-
ten werden.

Zu § 7 Abs. 2 Ziff. 3.
Während der 2jährigen Weiterbildung muß der Weiterbildungsteilnehmer
mindestens 85 Wochen effektiv geleistete praktische Weiterbildung
nachweisen, d.h. sämtliche Fehlzeiten (Urlaub, Krankheit, Arbeits-
befreiung usw.) sind bei der Ermittlung der realen Einsatzzeiten zu
berücksichtigen. Im Falle der Unterschreitung der Mindestvorausset-
zung (85 Wochen) gelten die Regelungen des § 9 der Weiterbildungsordnung.

Bei der Einsatzplanung müssen die Forderungen des § 8, Abs. 3 zwin-
gend Berücksichtigung finden. Die praktischen Einsätze sollten in
zeitlich zusammenhängenden Phasen geplant und verwirklicht werden.

Zu § 7 Abs. 2 Ziff. 4 vgl. §§ 10 - 22.

<u>Zu § 8 Abs. 1.</u>
Bei Planung des Unterrichts in den medizinischen Grundlagen (Ziff. 1)
soll auf ein breit gefächertes theoretisches Angebot geachtet werden.
Insbesondere sind die in der Weiterbildungsstätte vertretenen operativen Disziplinen zu berücksichtigen. Die in § 8 Abs. 1 Ziff. 2-5 genannten Themen müssen generell vermittelt werden.

<u>Zu § 8 Abs. 2 vgl. § 7 Abs. 2 Ziff. 2.</u>

1.3 Leistungsnachweise

Leistungsnachweise bieten den Lehrgangsteilnehmern und den Weiterbildungsstätten eine gute Möglichkeit, den Stand der Weiterbildung zu
kontrollieren und zu dokumentieren. Darüber hinaus bilden sie eine
Beurteilungsgrundlage und können bei der Bildung von Zensuren und Vor-
schlagsnoten berücksichtigt werden.

Während das Führen von Nachweisbögen über den theoretischen Teil der
Weiterbildung meist der Unterrichtskraft obliegt, werden Leistungsnachweise über den praktischen Teil auch vom Lehrgangsteilnehmer
selbst (OP-Katalog) sowie vom Praxisanleiter geführt. Leistungsnachweise über operative Eingriffe und über praktische Unterweisungen müssen jederzeit einsehbar sein (s. 2.3).

<u>Theoretischer Unterricht</u>

<u>Stundennachweis.</u>
Für die Dokumentation der theoretischen Unterrichtsstunden wird ein
Klassenbuch mit Anwesenheitsliste geführt. Die Teilnehmer müssen an
240 Unterrichtsstunden teilnehmen, um zur Abschlußprüfung zugelassen
zu werden (s. 2.4).

<u>Leistungsüberprüfung.</u>
Außer der in der Weiterbildungsordnung festgeschriebenen Leistungsüberprüfung nach dem 1. Weiterbildungsjahr sollte eine laufende Leistungsüberprüfung durch Testate stattfinden. Die Ergebnisse sind zu
dokumentieren (s. 2.5).

<u>Praktischer Unterricht</u>

<u>Einsatznachweis.</u>
Er muß schriftlich für jeden Weiterbildungsteilnehmer geführt werden.
Ein Drittel der gesamten Weiterbildungszeit erfolgt in der allgemei-
nen Chirurgie. Die Einsatzplanung wird von der Pflegedienstleitung
der Weiterbildungsstätte in Absprache mit der OP-Leitung bzw. mit den
Praxisanleitern durchgeführt (s. auch § 7 Weiterbildungsempfehlung).

<u>Dokumentation der praktischen Unterweisung.</u>
In der praktischen Unterweisung werden praxisbezogene Lerninhalte vermittelt und eingeübt, die für jeden Weiterbildungsteilnehmer einzeln
zu dokumentieren sind (s. 2.6). Darüber hinaus muß über alle Operationen, die der Weiterbildungsteilnehmer unter Anleitung und selbständig
instrumentiert hat, ein Nachweis geführt werden (s. 2.3).

Es sollten etwa 300 Eingriffe, davon ein Drittel mittlere und große
Operationen, selbständig instrumentiert werden (zur Einteilung der
Operationen s. Anhang).

<u>Einsatzbeurteilungsbögen.</u>
In den Einsatzbeurteilungsbögen wird festgehalten, wie der Lehrgangsteilnehmer sich während seines Einsatzes in einer bestimmten Abteilung des Operationsbetriebs bewährt hat. Beurteilt werden nicht nur
die Instrumentation, sondern alle Aufgaben und Tätigkeiten des Kran-
kenpflegepersonals im Operationsdienst vor, während und nach Operationen (s. 2.7).

<u>Leistungsüberprüfung.</u>
Nach Ablauf des 1. Weiterbildungsjahrs muß eine praktische Zwischenprüfung durchgeführt werden (Instrumentieren einer Operation und
Springertätigkeit für eine Operation). Dazu soll ein mittelgroßer Eingriff ausgewählt werden, der von erfahrenen Operateuren durchgeführt
wird.

Die Beurteilung der Zwischenprüfung erfolgt durch den Praxisanleiter,
die pflegerische Leitung der Weiterbildung und/oder durch die leitende
OP-Kraft. Ob eine Bewertung nach Punkten oder nach Noten erfolgt, ist
jeder Weiterbildungsstätte freigestellt. Auf dem Beurteilungsbogen
sollte Platz für Anmerkungen sein, um jedem Lehrgangsteilnehmer gerecht
zu werden (s. 2.8).

Über die Zwischenprüfung hinaus sollten praktische Leistungsüberprüfun-
gen in allen Pflichteinsätzen erfolgen (s. 2.7).

<u>Nachweise gemäß § 9 Abs. 2 Weiterbildungsordnung</u>

Die Anzahl der theoretischen Stunden, Anzahl und Dauer der praktischen
Einsätze sowie die Teilnahme an den Prüfungen müssen belegt werden. Bei
Unterschreitung der Mindestanforderungen (s. Weiterbildungsordung § 7)
werden die ermittelten Fehlzeiten bzw. Stundendefizite im Anschluß an
das offizielle Ende der Weiterbildung nachgeholt. Zeugnis und Weiterbildungsnachweis sowie die Bearbeitung des Anerkennungsantrags werden
bis zum endgültigen Abschluß der Weiterbildungsmaßnahme zurückgestellt.

Für staatlich anerkannte Weiterbildungsstätten gelten die jeweiligen
landesrechtlichen Bestimmungen und Durchführungsverordnungen.

1.4 Abschlußprüfung und Zeugnisse

Die Vorschriften für die Abschlußprüfung finden sich in den §§ 10-22
der Weiterbildungsordnung (s. auch 2.9 und 2.10).

Abschlußnachweise dokumentieren eine erfolgreich abgeschlossene Weiterbildung im Operationsdienst.

Dem Abschlußzeugnis ist ein spezifischer Weiterbildungsnachweis bei-
zulegen. Abschlußzeugnis und Weiterbildungsnachweis gelten als Einheit. Der Aufbau des Abschlußzeugnisses orientiert sich an den jeweiligen landesrechtlichen Bestimmungen.

Wird die Weiterbildung für den Operationsdienst nach der Weiterbildungsordnung für den Operationsdienst der DKG vom 27. November 1979 durchgeführt, gilt der entsprechende Zeugnisvordruck der Deutschen Krankenhausgesellschaft (s. 2.11).

Im Weiterbildungsnachweis muß dargestellt sein:

a) Rahmenlehrplan der theoretischen und praktischen Weiterbildung,

b) Art und Dauer der praktischen Weiterbildung eines jeden Weiterbildungsteilnehmers,

c) Dokumentation über selbständig bzw. unter Anleitung instrumentierte
operative Eingriffe in den jeweiligen Fachbereichen.

Der Aufbau des Abschlußzeugnisses ist vorgegeben; hingegen sollte
jeder Weiterbildungsstätte freigestellt sein, den differenzierten
Weiterbildungsnachweis ihren Möglichkeiten und Vorstellungen entsprechend zu entwickeln (s. 2.11).

2. Musterformulare

Organisation und Durchführung der theoretischen und praktischen
Weiterbildung im Operationsdienst müssen dokumentiert werden.

Nachfolgende Muster-Formulare sind in verschiedenen Weiterbildungsstätten erstellt worden und wurden redaktionell nicht überarbeitet.
Sie erheben keinen Anspruch auf allgemeine Gültigkeit, sondern sollen lediglich bei der Erarbeitung eigener Formulare den Weiterbildungsstätten Anhaltspunkte und Hilfe bieten.

Wer darüberhinaus weitere Fragen zu Muster-Formularen und Planungs-
unterlagen sowie Dokumentationshilfen hat, wende sich an den im Mit-
arbeiterverzeichnis aufgeführten Personenkreis.

2.1 Anlage zum Teilnahmeantrag

2jährige OP-Weiterbildung 19../..

Name: Anschrift:
Vorname:

geb. am ....   in ....

Krankenpflegeexamen am ....

Kinderkrankenpflegeexamen am ....

Erlaubnis zur Führung der Berufsbezeichnung erteilt

durch ....   (Aktenz.: ....)

am ....

<u>Bewerbungsunterlagen</u>

- ☐ Antrag zur Teilnahme
- ☐ Ermittlung der praktischen Leistungen (Beurteilungsbogen)
- ☐ Ärztliches Zeugnis (bei Antragstellung nicht älter als 3 Monate)
- ☐ Lebenslauf
- ☐ Lichtbild
- ☐ Beruflicher Werdegang/Tätigkeitsnachweis
- ☐ Nachweis der Voraussetzung (2 Jahre nach Examen, davon 6 Monate im OP)
- ☐ Erlaubnis zur Führung der Berufsbezeichnung
- ☐ Zeugnis der Krankenpflege-/Kinderkrankenpflegeprüfung
- ☐ Geburtsurkunde (ggf. Heiratsurkunde)

Unterlagen geprüft und aufgenommen am ....

____
Unterschrift

2.2 Weiterbildungsvertrag (Seiten 20 - 22)

Zwischen

(Träger der Weiterbildungsmaßnahme)

und

Herrn/Frau

geboren am   in

wohnhaft in

wird folgender Weiterbildungsvertrag geschlossen:

§ 1

Herr/Frau

nimmt in der Zeit vom   bis   an einem berufsbegleitenden Weiterbildungslehrgang teil, den
nach der Empfehlung der Deutschen Krankenhausgesellschaft, der Gesellschaft für Anästhesie und Wiederbelebung, der Arbeitsgemeinschaft für internistische Intensivmedizin und der Deutschen Gesellschaft für Sozialpädiatrie mit Abschlußprüfung vor einem Vertreter der Gesundheitsbehörde durchführt. Die Weiterbildung erfolgt als:

☐ Fachkrankenschwester für Anästhesie und Intensivmedizin

☐ Fachkrankenpfleger für Anästhesie und Intensivmedizin

☐ Fachkinderkrankenschwester für Anästhesie und Intensivmedizin

☐ Fachkrankenschwester für den Operationsdienst

☐ Fachkrankenpfleger für den Operationsdienst

☐ Fachkinderkrankenschwester für den Operationsdienst

§ 2

Für die Weiterbildung ist die Schulleitung verantwortlich.

Schulleitung ist für
- die Anästhesie und operative Intensivmedizin der Chefarzt der Anästhesie und Intensivpflege und die Leiterin des Pflegedienstes,
- die internistische Intensivmedizin der 1. Oberarzt der Medizinischen Klinik und die Leiterin des Pflegedienstes,
- die pädiatrische Intensivmedizin der Chefarzt der Medizinischen Kinderklinik und die Leiterin des Pflegedienstes,
- die Weiterbildung im Operationsdienst der Chefarzt der Allgemeinchirurgie und die Leiterin des Pflegedienstes.

§ 3

Die WB-Stätte gewährt eine umfassende und gründliche Weiterbildung entsprechend der in § 1 angeführten Empfehlung, die Grundlage dieses Weiterbildungsvertrages ist. Der/die Lehrgangsteilnehmer/in ist verpflichtet, an allen Weiterbildungsveranstaltungen teilzunehmen und den Wei-
sungen der mit der Weiterbildung Beauftragten Folge zu leisten.

Während der Weiterbildungsmaßnahmen müssen die Lehrgangsteilnehmer
Leistungskontrollen beibringen und Tätigkeitshefte über die praktische
Weiterbildung führen.

Die Weiterbildungsmaßnahme endet mit einer schriftlichen, einer praktischen und einer mündlichen Prüfung. Die Abschlußprüfung kann, wenn
sie nicht bestanden wird, nach den Richtlinien der o.g. Empfehlung
wiederholt werden.

§ 4

Die Dienstzeit der Lehrgangsteilnehmer richtet sich nach den Dienst-
plänen der jeweiligen Einsatzbereiche (Schichtdienst, Wochenenddienst).
Der theoretische Unterricht findet je nach Notwendigkeit innerhalb
oder außerhalb der Dienstzeit statt. Für Unterricht außerhalb der
Dienstzeit wird Überstundenvergütung oder Freizeitausgleich nicht
gewährt.

§ 5

Auf die Dauer des Lehrganges werden je Weiterbildungsjahr Unterbre-
chungen in Höhe des tariflichen Urlaubs und Unterbrechungen durch
Arbeitsunfähigkeit oder wegen Schwangerschaft bis zur Dauer von 4
Wochen angerechnet.

§ 6

Soweit der/die Lehrgangsteilnehmer/in nicht auch gleichzeitig Beschäf-
tigte/r des
ist, finden die Bestimmungen des Bundesangestelltentarifvertrages
(BAT) vom 23.2.1961, des Bezirkszusatzvertrages hierzu und der diese
Tarifverträge ergänzenden, ändernden oder ersetzenden Tarifverträge
in ihrer jeweils geltenden Fassung und für den Bereich des Arbeitgebers jeweils geltenden sonstigen Tarifverträge keine Anwendung.

§ 7

Die ersten drei Monate der Weiterbildung gelten als Probezeit. Während
der Probezeit kann das Weiterbildungsverhältnis von beiden Seiten mit
einer Frist von einer Woche zum Wochenschluß gekündigt werden. Danach
ist die Kündigung nur monatlich zum Monatsende möglich, jedoch jederzeit bei Vorliegen wichtiger Gründe.

§ 8

Lehrgangsteilnehmer, die Beschäftigte des
sind, werden bei Vorliegen der geforderten Voraussetzungen zur Weiter-
bildungszulassung entsprechend ihrer Tätigkeit eingruppiert. Bei Ab-
bruch der Weiterbildung erfolgt ab dem Ersten des darauffolgenden Mo-
nats die Umsetzung in einen anderen Fachbereich. Der/die Lehrgangs-
teilnehmer/in erklärt sich schon jetzt in einem solchen Falle mit der
Umsetzung und einer dadurch evtl. notwendig werdenden Rückgruppierung
einverstanden.

22

§ 9

Die Lehrgangsgebühren in Höhe von monatlich   DM und die einmalige
Prüfungsgebühr in Höhe von   DM sind an die Kasse des
                                 Konto Nr.   bei
zu zahlen.

§ 10

Das (z.B. Krankenhaus)   wird beim zuständigen Arbeitsamt beantragen, den Lehrgang nach den Richtlinien des Arbeits-
förderungsgesetzes zur beruflichen Fortbildung als förderungswürdig
anzuerkennen. Dem Lehrgangsteilnehmer wird empfohlen, beim Arbeitsamt
einen Antrag auf mögliche Zuschüsse zu den Lehrgangsgebühren nach dem
Arbeitsförderungsgesetz zu stellen.

§ 11

Die Lehrgangsteilnehmer haben nicht nur die Schweigepflicht des § 203
StGB zu wahren, sie sind auch zur Verschwiegenheit verpflichtet über
ihnen bekannt gewordene andere Angelegenheiten, die ihrer Natur nach
vertraulich zu behandeln sind oder deren Vertraulichkeit ausdrücklich
vorgeschrieben ist.

§ 12

Änderungen und Ergänzungen dieses Weiterbildungsvertrages sowie Neben-
abreden sind nur wirksam, wenn sie schriftlich vereinbart werden.

§ 13

Dieser Weiterbildungsvertrag wird zweifach angefertigt. Jede Vertrags-
partei erhält eine Ausfertigung.

Datum ....

_______________________   _______________________
Unterschrift Träger der   Unterschrift des
Maßnahme   Lehrgangsteilnehmers

2.3 Leistungsnachweise für verschiedene Operationsbereiche

Nachweiskatalog für Operative Eingriffe der Allgemeinchirurgie
(Seiten 23 - 25)

Lehrgangsteilnehmer: ....

Einsatzdauer: von .... bis ....

Eingriffe	Springer-tätigkeit	Dazu ge-waschen	Mit steriler Hilfe	Mit un-steriler Hilfe	Selbständig instrumen-tiert
Kleine Eingriffe					
Bülau-Drainage					
Exzision					
Hämorrhoiden					
Inzision					
Kryochirurgie					
laterale Sphinkter					
Lavage					
Leistenhernie (Kind)					
Leistenhernie (Erwachsener)					
Orchidopexie					
Phimose					
Probeexzision					
Rektoskopie					
Venae sectio					

Eingriffe	Springer-tätigkeit	Dazu ge-waschen	Mit steriler Hilfe	Mit un-steriler Hilfe	Selbständig instrumen-tiert
Mittlere Eingriffe					
Ablatio mammae					
Ablatio femoris					
Anus praeter					
Appendektomie					
Choledochus-revision					
Choledochus-kopie					
Cholezyst-ektomie					
Cimino-Shunt					
Dupuytren-Kontraktur					
Fundoplikatio					
Pyloromyotomie					
Sakraler Ein-griff bei Quenu-Operation					
Scribner-Shunt					
Sehnenplastik					
Splenektomie					
Strumektomie					
Vagotomie + Pyloroplastik					
Varizenstripping					

Eingriffe	Springer-tätigkeit	Dazu ge-waschen	Mit steriler Hilfe	Mit un-steriler Hilfe	Selbständig instrumen-tiert
<u>Große Eingriffe</u>					
Abdominale Kinderchirurgie					
Cardiaresektion					
Choledochus-anastomose					
Darmresektion					
Gastrektomie					
Ileus					
Magenresektion B I					
Magenresektion B II					
Nierentrans-plantation					
Ösophagus-resektion					
Pankreas-Op.					
Quenu-Operation					
Shunt-Op. bei Ösophagusvarizen					
Thorakale Kinderchirurgie					

. . . .
Unterschrift Praxisanleiter

Tätigkeitsnachweis der instrumentierten Operationen während der Weiterbildung zur Operationsschwester im Operationssaal (Seiten 26 - 28)

Operationen	Mit steriler Hilfe	Selbständig	Zusammen
I. Allgemeinchirurgie			
1. Analfisteln/Hämorrhoiden			
2. Appendektomie			
3. Hernioplastik			
4. Varizen			
5. Mastektomie			
6. Struma			
7. Galle			
8. Magen Billroth II			
9. Dünndarmanastomosen			
10. Dickdarmanastomosen			
11. Rektum			
12. Thorakotomie			
13. Gefäßersatz			
II. Unfallchirurgie/ Orthopädie			
1. Bandriß			
2. Sehnennaht			
3. Arthrotomie			
4. Luxationsfraktur			
5. AO-Platte am Röhrenknochen			
6. Unterarmmarkdraht			
7. Marknagelung			
8. Y-Nagelung			
9. Kopfendprothese			

Operationen	Mit steriler Hilfe	Selbständig	Zusammen
III. Urologie			
1. Phimose			
2. Leistenhoden			
3. Orchidektomie			
4. Ureterstein			
5. Nierenbeckenstein			
6. Nierenpolresektion			
7. Nephrektomie			
8. Prostatektomie			
IV. Neurochirurgie			
1. Hemilaminektomie			
2. Trepanation			
3. Schädeltumorexstirpation			
4. Neurolysen			
	Mit steriler Hilfe	Selbständig	Zusammen

Operationen	Mit steriler Hilfe	Selbständig	Zusammen
V. Gynäkologie/Geburtshilfe			
1. Abdominale Uterus-exstirpation			
2. Operation an den Adnexen			
3. Transumbilikale Tubenresektion			
4. Sectio caesarea			
5. Vaginale Uterus-exstirpation			
6. Vordere und hintere Scheidenplastik			
7. Kürettage			
8. Cerclage			
9. PE aus der Mamma			
10. Ablatio Mammae			
11. Laparoskopien			
VI. HNO-Klinik			
1. Tonsillektomie			
2. Adenotomie			
3. Septum Korrektur			
4. Kieferhöhlen-Op.			

Ltd. Operationsschwester

Eingriffe an den Extremitäten

1. Amputation
2. Exartikulation
3. Muskel-PE
4. Spalthaut
5. Tumorentfernungen

Datum	Sterile OP-Schwester/ Pfleger	Mithilfe Saaldienst/ Lagerung	Punkt*	Operateur

Summe:

---
* S. 1 - 5

Eingriffe am Urogenitalsystem

Datum	Legende* bzw. Eingriff	Instrumentation	Anleitung	Springerdienst	Anleitung	Lagern	Anleitung	Anleiter

* 1. Nierenfistelung
  2. Nierenfreilegung
  3. Nephrotomie
  4. Nephropexie
  5. Nephrektomie
  6. Tumornephrektomie (lumbal)
  7. Tumornephrektomie (abdominal)
  8. Lymphadenektomie

2.4 Stundennachweis

Fach____

Datum	Stunden	Thema	Unterschrift

2.5 Prüfungsnachweis (Zwischenprüfungen)

Lfd. Nr.	Name	Prüfungs- fach	z.B. Hygiene	=	=
1	Meyer, K.		Note 2,0	=	=

2.6 Nachweise für die praktische Unterweisung

Nachweis der praktischen Unterweisung (Seiten 33 - 34)

Name des Lehrgangsteilnehmers: ....

Einsatzgebiet: .... vom .... bis ....

Einsatzgebiet: .... vom .... bis ....

Einsatzgebiet: .... vom .... bis ....

Einsatzgebiet: .... vom .... bis ....

Einsatzgebiet: .... vom .... bis ....

Einsatzgebiet: .... vom .... bis ....

Fehlzeiten:

Urlaub:

Hinweise: Als Lehrgangsteilnehmer sind Sie für das Führen Ihres Nach-
weises der praktischen Unterweisung verantwortlich.

Diese Unterlagen sind vier Wochen vor Beendigung der Weiterbildungsmaßnahme in der Schule abzugeben.

Um die Unterweisungszeiten exakt ermitteln zu können, arbeiten Sie bitte mit einer Strichliste: / = 10 min,
//// = 60 min.

Die Eintragungen werden vom jeweiligen Praxisanleiter gegen-
gezeichnet (Handzeichen).

Sollten Sie für ein Unterrichtsgebiet mehrere Blätter benö-
tigen, so numerieren Sie die Seiten fortlaufend.

Praktische Unterweisung im Fach <u>Angewandte Krankenhaushygiene</u> (70 Stunden)

<u>(Gilt als Muster für alle anderen Themen der praktischen Unterweisungen)</u>

Name des Lehrgangsteilnehmers: ....

Einsatzgebiet: .... vom .... bis ....

Lehrinhalte der praktischen Unterweisung	Stunden-übertrag	Hand-zeichen Anleiter	Zeitliche Erfassung der Anleitung in der Zeit vom bis									Gesamt-stunden
- Besondere Situation/Gefähr-dung des Patienten im opera-tiven Bereich												
- Umgang mit Desinfektions-mitteln - Durchführung von Desinfe-tionsmaßnahmen												
- Umgang mit Sterilisations-apparaten - Durchführung von Sterilisa-tionsmaßnahmen in der Sterilisationsabteilung - Umgang mit Sterilgut												
- Verhalten und Maßnahmen zur Vermeidung von Infektionen - Hygieneordnung												
- Anleiten und Kontrolle des Reinigungspersonals												

2.7 Beurteilungsbogen der praktischen Einsätze

Beurteilungsbogen für den praktischen Einsatz (S. 35 - 37)

Lehrgangsteilnehmer: ....

Einsatzgebiet: ....

vom .... bis ....

Die praktischen Unterweisungen erfolgten nach § 8 (2) des Rd. Erl. d.
Ms. v. 16.4.1981* in folgenden Fächern (siehe die zum Beurteilungsbogen
gehörigen Nachweiskataloge über operative Eingriffe und praktischen
Unterweisungen während des Einsatzes):

1. Unterweisung in der angewandten Krankenhaushygiene

2. Unterweisung in Instrumenten- und Materialkunde

3. Unterweisung in prä-, intra- und postoperativen Maßnahmen und
   Verhaltensweisen

4. Unterweisung in der Verhütung von Betriebsunfällen und in folge-
   richtigem Handeln in diesen Situationen

5. Erkundungspraktika

6. Praxisgespräche

---

* Bundesland Niedersachsen

Beurteilung über	4	3,5	3	2,5	1,5	0	Punkte
- Kenntnisse - Fähigkeiten - Verhaltensweisen Wie hat der Lehrgangsteilnehmer	sehr gut	gut	befriedigend	ausreichend	mangelhaft	ungenügend	
- auf Unvorhergesehenes situationsgerecht reagiert?	O	O	O	O	O	O	
- Arbeitssicherheitsbestimmungen eingehalten?	O	O	O	O	O	O	
- Bauchtücher, Instrumente, Nadeln usw. auf Vollständigkeit kontrolliert?	O	O	O	O	O	O	
- den Operationsverlauf beobachtet und folgerichtig gehandelt?	O	O	O	O	O	O	
- Desinfektions-/Reinigungsmaßnahmen überwacht bzw. durchgeführt?	O	O	O	O	O	O	
- die Anforderungen der Abteilung angemessen bewältigt?	O	O	O	O	O	O	
- die aseptische Arbeitsweise angewendet und eingehalten?	O	O	O	O	O	O	
- die Operationseinheit einschließlich Nebenräume selbständig vor- und nachbereitet?	O	O	O	O	O	O	
- einen die Arbeitsatmosphäre fördernden Kontakt zu Mitarbeitern hergestellt?	O	O	O	O	O	O	
- Geräte bzw. Instrumente funktionsgerecht vorbereitet und bedient?	O	O	O	O	O	O	
- Instrumentensiebe und Materialien für Operationen seinem Wissenstand entsprechend selbständig zusammengestellt?	O	O	O	O	O	O	
- Instrumentier- und Zusatztische nach den Regeln der Abteilung aufgebaut?	O	O	O	O	O	O	
- Koordinationsaufgaben wahrgenommen und durchgeführt?	O	O	O	O	O	O	
- Lagerungen entsprechend der Operationstechnik überwacht, ggf. durchgeführt?	O	O	O	O	O	O	

	sehr gut	gut	befriedigend	ausreichend	mangelhaft	ungenügend	
	4	3,5	3	2,5	1,5	0	Punkte
- Pakete und Sets auf Verwendbar- keit kontrolliert?	O	O	O	O	O	O	
- seine Kenntnisse im Umgang mit Nahtmaterial angewendet?	O	O	O	O	O	O	
- seine Routinearbeiten in sinn- voller Systematik und Ordnung durchgeführt?	O	O	O	O	O	O	
- seine Arbeitsweise bei septi- schen Eingriffen so modifiziert, daß gesundheitliche Schäden bei sich selbst, Patienten und Mit- arbeitern vermieden werden?	O	O	O	O	O	O	
- sich im Team kooperativ verhalten?	O	O	O	O	O	O	
- situationsgerecht instrumentiert?	O	O	O	O	O	O	
- Sterilgut sachgerecht aufbereitet?	O	O	O	O	O	O	
- Untersuchungspräparate entspre- chend den Richtlinien versorgt, beschriftet und versandt?	O	O	O	O	O	O	
- Verbrauchsmaterialien auf Voll- ständigkeit kontrolliert und sinnvoll ergänzt?	O	O	O	O	O	O	
- Verständnis für die Situation des Patienten gezeigt?	O	O	O	O	O	O	

Erreichte Punkte: ......

Zwischenbesprechung fand statt am: ....

Die Beurteilung wurde besprochen am: ....

....
(Beurteiler)   (Lehrgangsteilnehmer) (Lehrgangsleitung)

Einsatzbeurteilungsbogen (Seiten 38 - 41)

Lehrgangsteilnehmer: ....

Einsatzzeit: ....

Einsatzort: ....

<u>Beurteilungskriterien:</u>*

Sehr gut   (1) = wenn die Leistung den Anforderungen in besonderem Maße entspricht

Gut   (2) = wenn die Leistung den Anforderungen voll entspricht

Befriedigend   (3) = wenn die Leistung im allgemeinen den Anforderungen entspricht

Ausreichend   (4) = wenn die Leistung zwar Mängel aufweist, aber im ganzen den Anforderungen noch entspricht

Nicht ausreichend (5) = wenn die Leistung den Anforderungen nicht entspricht

---

* Notenschlüssel

Seite 1

Ausprägungsgrade

5	4	3	2	1

Wie hat der Lehrgangsteilnehmer

- sich eingeschleust?

- die Hygienevorschriften eingehalten?

- die Hygienevorschriften bei nachgeordneten Mitarbeitern überwacht?

- adäquate Reaktio bei septischen Situationen gezeigt?

- Desinfektions- und Reinigungsmaßnahmen selber durchgeführt?

- Desinfektions- und Reinigungsmaßnahmen überwacht?

- die chirurgische Händedesinfektion durchgeführt?

- den Patienten unter Berücksichtigung seiner besonderen Situation eingeschleust?

- den Patienten im OP-Bereich vorbereitet (Rasur, Blasenkatheter, Blutsperre)?

- die Lagerung entsprechend der Operationstechnik überwacht und durchgeführt?

- den Patienten vorschriftsmäßig übernommen und übergeben?

- Dokumentationen von Patientendaten durchgeführt?

- rationell die OP-Einheit einschließlich Nebenräume vorbereitet?

- selbständig Siebe, Pakete, Materialien zur Operation zusammengestellt?

- den Arbeitsablauf für die OP-Einheit organisiert?

Seite 2

Ausprägungsgrade

5	4	3	2	1

Wie hat der Lehrgangsteilnehmer

- Instrumentier- und Zusatztische nach Regeln der Abteilung abgedeckt und aufgebaut?

- das sterile Instrumentarium gerichtet und kontrolliert?

- Sterilgut und Nahtmaterial entgegengenommen?

- die Asepsis vor, während und nach der Operation eingehalten (ankleiden, Desinfektionsüberwachung)?

- den Op.-Verlauf beobachtet und folgerichtig gehandelt?

- Bauchtücher, Verbandsstoffe und Instrumente kontrolliert?

- Präparate abgegeben und deren Versorgung kontrolliert?

- kontaminiertes Instrumentarium entsorgt?

- mitgeholfen beim Anlegen von Verbänden und Versorgen von Wunddrainagen?

- die Tätigkeiten der unsterilen Schwester durchgeführt?

- den Op.-Verlauf verfolgt und benötigte Utensilien selbständig angereicht?

- Hochfrequenzgeräte, Sauger angeschlossen und Lampenkorrekturen durchgeführt?

- die Nach- und Aufbereitung der OP-Einheit durchgeführt?

- die richtige Handhabung des Sterilguts unter Berücksichtigung des Verfalldatums durchgeführt?

Seite 3

Ausprägungsgrade

5	4	3	2	1

Wie hat der Lehrgangsteilnehmer

- wirtschaftlichen Umgang mit den Verbrauchsgütern gezeigt?

- Verbrauchsmaterialien auf Vollständigkeit
  überprüft und sinnvoll ergänzt?

- seinen Arbeitsplatz hinterlassen (ordentlich)?

- kooperatives Verhalten zu Mitarbeitern gezeigt?

- auf die wechselnden Anforderungen in Routine-
  situationen reagiert?

- auf die wechselnden Anforderungen in Notfall-
  situationen reagiert?

Erreichter Ausprägungsgrad: Seite 1

                                Seite 2

                                Seite 3

                                ____

                                Insgesamt

Fehltage insgesamt:

davon Krankheit:

Urlaub:

Bemerkungen: ____

____

Die Beurteilung wurde besprochen am:

_______________________   _______________   _______________
Beurteiler*   Lehrgangsleitung   Lehrgangsteilnehmer

____

* Praxisanleiter

2.8 Beurteilungs- und Prüfungsbogen der praktischen Weiterbildung für den Operationsdienst (Seiten 42 - 49)

Name des Weiterbildungsteilnehmers: _________________________

Geburtsdatum: _____________ Trägerverbundkrankenhaus: _______________

Praktischer Einsatz: ___________________________________

OP-Abteilung: ____

Dauer des Einsatzes: _________________ Fehlzeiten: _______________

Pflichteinsatz/Wahleinsatz

Datum des Zwischengesprächs: Farbcode: Name des Praxisanleiters:

1. _______________________ _________ 1. _______________________

2. _______________________ _________ 2. _______________________

3. _______________________ _________ 3. _______________________

4. _______________________ _________ 4. _______________________

Datum der Beurteilung:

Datum der praktischen Prüfung:

Gesamtpunktzahl: Praxisnote:

Namen der Teilnehmer am Beurteilungsgespräch:

____

____

Mit dem Beurteilungsergebnis einverstanden:

Weiterbildungsteilnehmer: _______________________

OP-Leitung: _______________ Praxisanleiter: _______________

Pflegerische Leitung der Weiterbildung:

____

Die im Beurteilungs- und Prüfungsbogen formulierten Kriterien (Lernziele) wurden von den Weiterbildungsteilnehmern erarbeitet und berücksichtigen schwerpunktmäßig die in § 8 des "Entwurfs für eine
landesrechtliche Ordnung der Weiterbildung und Prüfung für den Operationsdienst" aufgeführten Pflichtlernziele des praktischen Einsatzes.

1. Ziele des Beurteilungsbogens

1.1 Dokumentation
Der Beurteilungsbogen soll der Leistungsüberprüfung der praktischen Weiterbildung dienen, wie sie in den §§ 7 und 16 des "Entwurfs" vorgesehen sind.

1.2 Praxisnote
Die Beurteilungsbögen bilden die Grundlage für die zu erstellende
Praxisgesamtnote des Weiterbildungsteilnehmers.

1.3 Ermittlung des Lernstandes
Einsatzbegleitende, an den Beurteilungskriterien (Lernzielen)
orientierte Zwischengespräche (Rückmeldungen) durch die Praxisanleiter und/oder pflegerischen Leiter der Weiterbildung sollen
den Lernfortschritt des Weiterbildungsteilnehmers festhalten
und sichtbar machen.

2. Beurteilungsmodus

Alle praktischen Einsätze des Weiterbildungsteilnehmers (ausge-
nommen sind die Erkundungspraktika) werden durch eine Leistungsüberprüfung (Beurteilungsbogen) dokumentiert.

2.1 Zwischengespräche
Die Zwischengespräche dienen der Lernstandsermittlung des Weiterbildungsteilnehmers. Der Zeitpunkt des ersten Zwischengesprächs
liegt in der ersten Hälfte der geplanten Einsatzdauer. Vom Praxisanleiter ausgewählte Lernziele (Beurteilungskriterien) des Bogens
bilden die Gesprächsgrundlage.

Bei längerfristigen praktischen Einsätzen (länger als 4 Monate)
werden im ersten und im zweiten Drittel der geplanten Einsatzdauer Zwischengespräche geführt.

Die Ergebnisse der Zwischengespräche (Lernstandsermittlung) sollen mit dem Weiterbildungsteilnehmer erörtert und im Beurteilungsbogen durch einen Kreis im vorgesehenen Kästchen der Punkteskala
festgehalten werden. Pro Lernziel (Beurteilungskriterium) kann
der Praxisanleiter einen bis maximal sieben Punkte vergeben.

Die Zwischengespräche (Lernstandsermittlungen) werden <u>nicht</u>
<u>benotet</u>.

2.2 Beurteilung
Das Beurteilungsgespräch dient der <u>Leistungsüberprüfung</u> und ermittelt die Praxisnote des Weiterbildungsteilnehmers für den geleisteten praktischen Einsatz. Es wird gemeinsam mit dem Weiterbildungsteilnehmer, den Praxisanleitern und den geladenen Mitarbeitern geführt. Als Diskussionsgrundlage dienen u.a. die Ergebnisse der Zwischengespräche, die im Beurteilungsbogen festgehalten worden sind.

<u>Beim Beurteilungsgespräch werden alle Beurteilungskriterien des Bogens berücksichtigt und gewertet.</u> Die Ergebnisse (pro Lernziele können ein bis sieben Punkte vergeben werden) werden durch ein Kreuz im vorgesehenen Kästchen der Punkteskala dokumentiert. Freie Formulierungen (Kommentare) pro Lernziel sind ebenfalls möglich, sie haben jedoch keinen Einfluß auf die Notengebung.

<u>Punkteschlüssel:</u>

Jeder Punkt besitzt eine formulierte Wertigkeit, die nicht mit der Vergabe von Noten identisch ist.

Eine besondere Beachtung sollten die Praxisanleiter den Punktzahlen von 3 bis 5 schenken: Es handelt sich hierbei um den Bereich durchschnittlicher Leistungen. Durch die Möglichkeit, durchschnittliche Leistungen exakter bestimmen zu können (3, 4 oder 5 Punkte zu vergeben), lassen sich Leistungssteigerungen früher erfassen.

<u>7 Punkte:</u> Der Weiterbildungsteilnehmer plant selbständig fachliche, team- und patientenzentrierte Tätigkeiten und Aufgaben und führt sie verantwortlich durch bzw. fühlt sich verantwortlich für die zuverlässige Ausführung. Er nimmt Patienten- und Mitarbeiterbedürfnisse wahr, geht auf sie ein und leitet sie gezielt weiter.

<u>6 Punkte:</u> Der Weiterbildungsteilnehmer wird den Anforderungen, die an ihn gestellt werden, in jeder Hinsicht gerecht. Er führt sachorientierte Tätigkeiten und Aufgaben selbständig und zuverlässig aus. Er geht auf Patienten- und Mitarbeiterbedürfnisse ein bzw. leitet sie weiter.

<u>3 - 5 Punkte:</u> Der Weiterbildungsteilnehmer weiß um die Bedeutung seiner fachlichen, team- und patientenzentrierten Tätigkeiten, Aufgaben und Verhaltensweisen. Er zeigt bei den Planungen und Ausführunge gelegentliche, u.U. situative Unsicherheiten, die bei entsprechender Schulung und gezielter Anleitung beseitigt werden können. Auf Patienten- und Mitarbeiterbedürfnisse geht er ein.

<u>2 Punkte:</u> Der Weiterbildungsteilnehmer hat Schwierigkeiten, seinen fachlichen, team- und patientenzentrierten Tätigkeiten und Aufgaben nachzukommen. Er kennt seine Defizite und zeigt Bereitschaft, diese mit Hilfe des Anleiters zu beseitigen.

<u>1 Punkt:</u> Der Weiterbildungsteilnehmer hat große Schwierigkeiten, seinen gestellten Aufgaben nachzukommen und entwickelt erst nach längeren Hilfestellungen bzw. Gesprächen seitens des Anleiters die geforderten Fertigkeiten.

<u>Errechnung der Praxisnote pro Einsatz:</u>

Die von den Praxisanleitern vergebenen Punkte beim Beurteilungsgespräch werden vom pflegerischen Leiter der Weiterbildung nach einem Notenschlüssel verrechnet.

2 Unsterile Aufgaben, Tätigkeiten und
  Verhaltensweisen vor, während und
  nach Operationen
  - Vor- und Nachbereitung der OP-Säle
    und Nebenräume
  - Vorbereiten und Bereitstellung be-
    nötigter steriler Utensilien sowie
    Lagerungshilfsmittel
  - Systematisches Anreichen und Öffnen
    steriler Gebrauchs- und Verbrauchs-
    güter inkl. Nahtmaterialien
  - Verschluß bzw. Assistenz beim Ver-
    schluß steriler Kittel
  - Bereitstellung und situationsge-
    rechte Plazierung sowie Bedienung
    med.-techn. Gerätschaften (BW, Druck-
    luft, Sauger, Mikroskop usw.)
  - Durchführung und Mithilfe sowie
    Überwachung der Patientenlagerung
  - Assistenz bzw. Durchführung/Kontrolle
    der präoperativen Hautvorbereitungen
  - Assistenz bei der Sterilabdeckung
    bzw. Beobachtung des Abdeckmodus
  - Beobachtung der Betriebs- und Arbeits-
    abläufe bei laufendem Programm: situ-
    ationsgerechtes Reagieren und folge-
    rechtes Handeln
  - Kontrolle bzw. Nachzählen bereit-
    gestellter bzw. abgeworfener Tex-
    tilien, Utensilien, Instrumente,
    Implantate
  - Einhaltung und Beobachtung reiner
    (steriler) und unreiner (unsteriler)
    Zonen im OP
  - Entgegennahme von Präparaten und Unter-
    suchungsmaterialien sowie ihre Kontrolle
    auf Vollständigkeit und sachgerechte
    Versorgung bis zum Versand

Punkte

1	2	3	4	5	6	7	Anmerkungen pro Lernziel

- Beherrschung sämtlicher hausüblicher
  Verbandstechniken, Ruhigstellung
  (mit/ohne Gips) sowie Versorgung
  von Drainagen
- Situationsgerechtes Aufbereiten
  von Geräten, Utensilien zur
  nächsten Operation bzw. nach
  Op.-Programmende
- Aufhebung bzw. Assistenz bei der
  Aufhebung der Patientenlagerung
- Organisation und Koordination nach-
  folgender Betriebs- und Arbeits-
  abläufe
- Fähigkeit zur Improvisation

Punkte

1	2	3	4	5	6	7	Anmerkungen pro Lernziel

Lernziel/Ergänzungen:

3 Sterile Aufgaben, Tätigkeiten und
Verhaltensweisen vor, während und
nach Operationen
  - Steriles Ankleiden, Handschuhe steril
    anziehen, Tische steril abdecken
  - Operations- und situationsbedingtes
    Vorbereiten der benötigten Instru-
    mentarien und Abdeckmaterialien
    sowie Textilien
  - Annehmen, Vorbereiten und Kontrolle
    der sterilen Ver- und Gebrauchsgüter
    (Nahtmaterialien, Implantate, Einmal-
    artikel usw.)
  - Kenntnisse über/und Kontrolle Op.-spe-
    zifischer Lagerungen
  - Kenntnisse über/und Beherrschung der
    Op.-Felddesinfektion, Abdeckmodus
  - Kenntnisse über Schnittführungen und
    Operationsabläufe
  - Kenntnisse über/und situationsgerechtes
    Anfordern benötigter Nahtmaterialien,
    Implantate, Utensilien usw.
  - Systematische und übersichtliche An-
    ordnung des Instrumentariums während
    des Operationsablaufs
  - Situationsgerechte Instrumentation und
    Assistenz sowie Improvisationsgeschick
  - Anbieten sachkundiger, situationsbe-
    dingter Vorschläge
  - Beachtung der Unfallrisiken durch schnei-
    dende Instrumente und Gerätschaften,
    Kabel usw.
  - Kenntnisse über/und Einhaltung der
    Sterilzone
  - Situative Reinigung und Funktions-
    kontrolle der Instrumentarien und
    Gerätschaften

Punkte							Anmerkungen pro Lernziel
1	2	3	4	5	6	7	

- Kenntnisse über/und Beachtung wirtschaftlicher Kriterien bei Material-
  anforderungen, insbesondere bei Im-
  plantaten (auch Nahtmaterialien) und
  Einmalartikeln
- Laufende Kontrolle intraoperativ be-
  nötigter Textilien, Nadeln, Instrumente, Implantate
- Meldung bzw. Dokumentation von Fehl-
  beständen
- Beherrschung hausüblicher Verbandstechniken, Ruhigstellung, Drainagen

Punkte

1	2	3	4	5	6	7	Anmerkungen pro Lernziel

Lernziel/Ergänzungen:

Prüfungsabschnitt Instrumentation:

Art des operativen Eingriffs:_________________________________

Prüfungsabschnitt Springertätigkeit:__________________________

Art des operativen Eingriffs: ______________________________

Höchstmögliche Punktzahl: _________ Erreichte Punktzahl: _________

____

Mitglieder der Prüfungskommission des Trägerverbundkrankenhauses:

____

____

____

Datum der praktischen Prüfung: _______________________________

2.9 Merkblatt zu Beurteilungsbögen   (Seiten 50 - 52)

Die Beurteilungsmaßstäbe entsprechen den Empfehlungen des Bundesaus-
schusses für Berufsbildung. Dieser berät gemäß § 51 des Berufsbildungs-
gesetzes die Bundesregierung in grundsätzlichen Fragen der Berufsbildung.

Der Beurteilungsbogen dient:

- als Leitfaden, um dem Lehrgangsteilnehmer eine Orientierung über
  seine Kenntnisse, Fertigkeiten und Verhaltensweisen zu vermitteln.

- zur Beurteilung der Kenntnisse, Fertigkeiten und Verhaltensweisen,
  die der Lehrgangsteilnehmer im praktischen Einsatz gezeigt hat.

- zur Ermittlung der praktischen Gesamtnote.

Jede Frage des Beurteilungsbogens sollte mit dem Lehrgangsteilnehmer
besprochen und dann die zutreffende Note angekreuzt werden.
Eine Zwischenbesprechung sollte anhand des Beurteilungsbogens bereits
in der Mitte des Einsatzes stattfinden.

Den Noten sind folgende Definitionen zugrunde gelegt:

"sehr gut" (1) (100 - 92 Punkte)
Die Note "sehr gut" soll erteilt werden, wenn die Leistung den Anforderungen in bsonderem Maße entspricht.

"gut" (2) (91 - 81 Punkte)
Die Note "gut" soll erteilt werden, wenn die Leistung den Anforderungen voll entspricht.

"befriedigend" (3) (80 - 67 Punkte)
Die Note "befriedigend" soll erteilt werden, wenn die Leistung im
allgemeinen den Anforderungen entspricht.

"ausreichend" (4) (66 - 50 Punkte)
Die Note "ausreichend" soll erteilt werden, wenn die Leistung zwar
Mängel aufweist, aber im ganzen den Anforderungen noch entspricht.

"mangelhaft" (5) (49 - 30 Punkte)
Die Not "mangelhaft" soll erteilt werden, wenn die Leistung den Anforderungen nicht entspricht, jedoch erkennen läßt, daß die notwendigen Grundkenntnisse vorhanden sind und die Mängel in absehbarer Zeit
behoben werden können.

"ungenügend" (6) (29 - 00 Punkte)
Die Note "ungenügend" soll erteilt werden, wenn die Leistung den Anforderungen nicht entspricht und selbst die Grundkenntnisse so lük-
kenhaft sind, daß die Mängel in absehbarer Zeit nicht behoben werden
könnten.

(Beschluß der Kultusministerkonferenz vom 3. Oktober 1968)

Der Begriff "Leistung" in den Definitionen bedeutet, Bewertung in der praktischen Weiterbildung von Kenntnissen, Fertigkeiten und Verhaltensweisen.

Der Begriff "Anforderungen" in den Definitionen bezieht sich auf den Umfang sowie auf die selbständige und richtige Darstellung der Kenntnisse und auf die richtige Anwendung.

	Note	Punkte %	Aussage
Ausbildungsziel erreicht	1	100 - 92	Aufgabe einwandfrei und vollständig gelöst, sichere
	2	91 - 81	Arbeitsweise
	3	80 - 67	Leichte Mängel in der Ausführung, geringfügige Fehler oder umständliche Arbeitsweise
	4	66 - 50	Arbeitsergebnis noch brauchbar, nicht sehr sichere Arbeitsweise
Ausbildungsziel nicht erreicht	5	49 - 30	Aufgabe nicht ausreichend gelöst, Arbeitsergebnis nicht brauchbar oder wesentliche Verstöße gegen einschlägige Vorschriften
	6	29 - 00	

Umrechnungsschlüssel

	Note	Punkte %
sehr gut	1,0	100
	1,1	98
	1,2	96
	1,3	94
	1,4	92
gut	1,5	91
	1,6	90
	1,7	89
	1,8	88
	1,9	87
	2,0	85
	2,1	84
	2,2	83
	2,3	82
	2,4	81
befriedigend	2,5	80
	2,6	79
	2,7	77
	2,8	76
	2,9	74
	3,0	73
	3,1	71
	3,2	70
	3,3	68
	3,4	67

	Note	Punkte %
aus-reichend	3,5	66
	3,6	64
	3,7	62
	3,8	61
	3,9	59
	4,0	57
	4,1	55
	4,2	54
	4,3	52
	4,4	50
mangel-haft	4,5	49
	4,6	47
	4,7	45
	4,8	43
	4,9	41
	5,0	38
	5,1	36
	5,2	34
	5,3	32
	5,4	30
un-genügend	5,5	29
	5,6	23
	5,7	17
	5,8	12
	5,9	6
	6,0	0

```
100   - 92         sehr gut
unter 92 - 81      gut
unter 81 - 67      befriedigend
unter 67 - 50      ausreichend
unter 50 - 30      mangelhaft
unter 30 -  0      ungenügend
```

2.10 Zulassungsantrag zur Abschlußprüfung (Seiten 53 und 54)

Name, Vorname: _________________ PLZ, Ort: _________________

geb. am _________________ Datum: _________________

An den Vorsitzenden
des Prüfungsausschusses für die
Abschlußprüfung/Weiterbildung

über die Leitung der

_________________ – Schule

am _________________ – Krankenhaus

in _________________

Ich bitte um Zulassung zur Abschlußprüfung des Weiterbildungslehrgangs

_________________ Kurs _________________

Die Zulassungsvoraussetzungen von mindestens 240 nachgewiesenen
theoretischen Unterrichtsstunden habe ich erfüllt / werde ich
voraussichtlich bis zum Prüfungstermin erfüllt haben.

(Nichtzutreffendes bitte streichen)

____
Datum   Unterschrift

54

Der Leiter der

_________________________ - Schule

am _______________________________

in _______________________________

Weitergereicht an den Vorsitzenden des Prüfungsausschusses

____

____

____

Ich befürworte die Zulassung der Lehrgangsteilnehmerin/
des Lehrgangsteilnehmers zur Abschlußprüfung.

Die Zulassung wird aus folgenden Gründen nicht befürwortet.

(Nichtzutreffendes bitte streichen)

____

____

____

____

____

____

Datum   Unterschrift

2.11 Niederschrift über die Abschlußprüfung in der Weiterbildung für den Operationsdienst   (Seiten 55 - 58)

Name:

geboren am   in

Anschrift:

____

I. Schriftliche Prüfung

Der Prüfling hat am   von   Uhr bis   Uhr

eine schriftliche Arbeit unter Aufsicht von
angefertigt.

Diese Aufsichtsarbeit wurde zusammengestellt von den Fach-
prüfern für:

Allgemeinchirurgie: _________________________   _________________________

Unfallchirurgie: _________________________   _________________________

Thoraxchirurgie: _________________________   _________________________

Neurochirurgie: _________________________   _________________________

Gynäkologie: _________________________   _________________________

Operationslehre: _________________________   _________________________

HNO:

Gesamturteil der schriftlichen Abschlußprüfung: _________________________

II. Mündliche Prüfung

Die mündliche Abschlußprüfung erfolgte am

Als Prüfungsausschuß waren anwesend als

Vorsitzender: ____

1. Arzt: _________________________ Fach: _____________________

Urteil: _______________________   _______________________

      Protokollführer: _______________________

2. Arzt: _________________________ Fach: _____________________

Urteil: _______________________   _______________________

      Protokollführer: _______________________

3. Arzt: _________________________ Fach: _________________________

Urteil: _________________________   _________________________

     Protokollführer: _________________________

4. Prüfer: _________________________ Fach: _________________________

Urteil: _________________________   _________________________

     Protokollführer: _________________________

Gesamtergebnis der mündlichen Prüfung: _________________________

Vorsitzender _________________________   _________________________

1. Arzt _________________________   _________________________

2. Arzt _________________________   _________________________

3. Arzt _________________________   _________________________

4. Prüfer _________________________   _________________________

III. Praktische Prüfung

Die praktische Prüfung erfolgte

am   von   Uhr bis   Uhr.

Aufgaben:

Urteil: ______________________________   _________________________

                                                 ____

____

Gesamtergebnis der Abschlußprüfung:

        Theoretische Prüfung: _______________________________

        Praktische Prüfung: _______________________________

____

Für die Schulleitung: ____

2.12 Zeugnisse, Zertifikate (Seiten 59 - 67)

<u>Mindestinhalt für ein Zeugnis (Weiterbildung Operationsdienst)</u>
(Seiten 59 - 60)

Herr/Frau ....

geb. am .... in ....

Krankenpflege-/Kinderkrankenpflegeexamen am ....

Erlaubnis zur Führung der Berufsbezeichnung "Krankenschwester"/
"Kinderkrankenschwester"/"Krankenpfleger" erteilt

durch .... (Aktenz.: ....)

am ....

hat in der Zeit vom .... bis ....

in der von der Deutschen Krankenhausgesellschaft mit Bescheid

vom .... mit Wirkung ab ....

anerkannten Weiterbildungsstätte: ....

....

(Benennung gemäß Anerkennungsbescheid der DKG)

an dem Weiterbildungslehrgang im Operationsdienst zur Krankenschwester/
zum Krankenpfleger/zur Kinderkrankenschwester für den Operationsdienst
gemäß der Empfehlung der Deutschen Krankenhausgesellschaft vom 27. Nov.
1979 - "Muster für eine landesrechtliche Ordnung der Weiterbildung
und Prüfung zu Krankenschwestern, Krankenpflegern und Kinderkrankenschwestern für den Operationsdienst" - (vgl. <u>Das Krankenhaus</u> 1980, Heft 1
S. 14) erfolgreich teilgenommen.

Die Krankenschwester/der Krankenpfleger/die Kinderkrankenschwester
hat im Rahmen der vorgeschriebenen Prüfung die folgenden Leistungen
erbracht:

Schriftliche Prüfung: ....

Mündliche Prüfung: ....

Praktische Prüfung: ....

Gesamtergebnis: ....

Vor der Zulassung zur Prüfung hat die Kranken-/Kinderkrankenschwester/
der Krankenpfleger nachgewiesen[1]

- die Teilnahme an ...... Stunden theoretischen Unterrichts,

- die Teilnahme an ...... Stunden praktischen Unterrichts,

- die Teilnahme an ...... Wochen praktischer Weiterbildung und

- Leistungsbewertungen auf den Gebieten der theoretischen und praktischen Weiterbildung durch die ärztlichen und pflegerischen Lehrkräfte des Weiterbildungslehrgangs.

Die Krankenschwester/der Krankenpfleger/die Kinderkrankenschwester
hat damit die Prüfung vor der Prüfungskommission der Weiterbildungsstätte bestanden und ist berechtigt, in Verbindung mit der vorgenannten, von der zuständigen Behörde erteilten, gültigen Erlaubnis
nach § 1 des Krankenpflegegesetzes die Bezeichnung

Krankenschwester/Krankenpfleger/Kinderkrankenschwester
für den Operationsdienst (DKG)

zu führen.

..........................., den ....

....
(Unterschriften)

<u>Anerkennung:</u>

Die Deutsche Krankenhausgesellschaft bestätigt die Anerkennung der
Weiterbildungsstätte, des durchlaufenden Weiterbildungslehrgangs
und der erfolgreichen Weiterbildung im Operationsdienst[2].

Düsseldorf, den ....

(DKG-Siegel)   ....
                                    (Unterschrift)

---

1 Die tatsächliche Zahl der Unterrichtsstunden sowie die tatsächliche
  Zahl der praktischen Einsatzwochen ist hier anzugeben, sie sollen
  die Mindestzahlen in der DKG-Empfehlung nicht unterschreiten.

2 Vergleiche § 2 der DKG-Empfehlung vom 27. November 1979.

Weiterbildungsnachweis, Zertifikate (Seiten 61 - 66)

Krankenschwester/-pfleger / Kinderkrankenschwester/-pfleger
für den Operationsdienst
Nurse / male nurse for theatre technique

Name der/des Krankenschwester/-pflegers, Kinderkrankenschwester/
-pflegers
Name of the nurse / Male nurse

---

geboren am:
born on:

---

in:
at:

---

hat den 2jährigen Weiterbildungslehrgang besucht
attended the 2 years course

Die Abschlußprüfung fand
The final examination took place
am:
on:

vor einem Prüfungsausschuß statt
before a board of examiners

Ein Abschlußzeugnis wurde ausgefertigt
The final Certificate was issued
am:
on:

---

von:
by:

Die theoretische Weiterbildung umfaßte Themen aus   Gesamtstunden
The theoretical instruction covered   Number of hours

<u>Einführungsblock</u>   vom   bis
Introductory course   from   to

<u>Medizinische Grundlagen</u>
Medicine, general and specialised

Einführung in die medizinische Fachsprache   _______________
Basic knowledge of medical words

Anatomie/Physiologie/Pathophysiologie   _______________
Anatomy and Physiology

Innere Medizin/Endoskopie   _______________
Internal medicine/Endoscopy

Radiologie/Nuklearmedizin   _______________
Radiology

Pharmakologie/Anaesthesie einschließlich
Reanimation   _______________
Pharmacology/Anaesthetics/The Maintenance of
respiration and the treatment of cardiac arrest

Medizinische Mikrobiologie   _______________
Microbiology

<u>Operative Medizin</u>

Krankheitslehre, Methoden und Techniken diagnostischer, kurativer, palliativer Eingriffe:
Theory of diseases, methods and techniques of
diagnostic, curative and palliative operations:

Allgemeine Chirurgie   _______________
General and abdominal surgery

Gynäkologie und operative Geburtshilfe   _______________
Gynaecology and obstetrics

Gefäß-, Herz- und Thoraxchirurgie   _______________
Vascular-, Heart- and Thoracic surgery

Gesichts-, Mund- und Kieferchirurgie   _______________
Surgery of the head and neck

Kinderchirurgie   _______________
Surgery-children

Neurochirurgie   _______________
Neurosurgery

Ophthalmologie   _______________
Ophthalmology

Orthopädie   _______________
Orthopedics

Gesamtstunden
Number of hours

Oto-Rhino-Laryngologie
E-N-T: Ear-Nose-Throat surgery

Traumatologie und Plastische Chirurgie
Traumatology/Plastic surgery

Urologie
Urology

<u>Fachspezifische theoretische und praktische Grundlagen
für Krankenpflegepersonal im Operationsdienst</u>
Special theoretical and practical basic knowledge for
nurses in theatre work

Angewandte Krankenhaushygiene und hygienisches
Verhalten
Control of infection in hospitals

Unfallverhütung, Arbeitssicherheit einschließlich
Personenschutz
Legislation

Baulich-technische Grundlagen
Basic knowledge in building construction/technology

Instrumenten-, Material- und Gerätekunde
Surgical instruments/equipment - methods of handling

Osteosynthese-Kursus/Gipskursus
Osteosynthesis plasten-course

Rechtliche Grundlagen einschließlich Straf-, Arbeits-
und Tarifrecht
Legal aspects

Krankenhausbetriebslehre
Hospital administration

Organisation einer Op-Abteilung
Organisation of theatre work's

Berufsfragen/Fort- und Weiterbildung/Organisation
der Weiterbildung im Trägerverbund
Professional knowledge

Krankenpflege/Ethik
nursing-general and special/ethic

Soziologie/Psychologie, Berufspädagogik einschließlich
praktische Anleitung und Beurteilung
Sociology/Psychology: Pedagogics and practical in-
structions of ability

Prüfungsvorbereitungen/Prüfungsgespräche
Preparatory work for the final examination

Praktische Anleitung und Übungen in den jeweiligen
Fachabteilungen (Tätigkeitsnachweis/Leitfaden für
die praktische Anleitung im ....
einschließlich Praxisgespräche)
Practical work and training in different spheres/
departments

Hausarbeiten:
Home work:

Gesamtstunden:	________________
Number of hours:	
Ist-Stunden:	________________
hours total:	

<u>Die praktische Weiterbildung umfaßte</u>
The practical experience during the course covered:

Praktische Einsätze   Angabe in Wochen
practical placements   Stated in weeks:

Allgemeine Chirurgie   _______________
General and abdominal surgery

Gynäkologie   _______________
Gynaecological (section/department)

Urologie   _______________
Urology

Traumatologie/Plastische Chirurgie   _______________
Traumatology/Plastic surgery

Gefäß-, Herz- und Thoraxchirurgie   _______________
Vascular-, Heart- and Thoracic surgery

Gesichts-, Mund- und Kieferchirurgie   _______________
Surgery of the head and neck

Oto-Rhino-Laryngologie   _______________
(E-N-T: Ear-Nose-Throat surgery)

Ophthalmologie   _______________
Ophthalmologic section

Neurochirurgie   _______________
Neurosurgery

Orthopädie   _______________
Orthopaedics

                          Gesamtwochen: _______________
                          Weeks total

                          Ist-Wochen: _______________
                          Number of weeks

Erkundungspraktika:
Study visits in different spheres/
departments   Angabe in Stunden
                                                      Stated in hours

                                                      ____

                                                      ____

                                                      ____

Besuch von Tagungen/Exkursionen/Besichtigungen:
Study visits:

Fehlzeiten:
Absence:

Prüfungen
Examinations

Zwischenprüfungen fanden schriftlich und mündlich in folgenden
Fächern statt:
Intermediate examinations took place in the following subjects -
in writing, in oral:

Abschlußprüfung:
Final examination:

Die theoretische Prüfung erfolgte schriftlich in:
The theoretical examination in writing took place in:

Die theoretische Prüfung erfolgte mündlich in:
The theoretical examination in oral took place in:

Zusammensetzung der praktischen Prüfung:
The practical examination took place in:

Die Krankenschwester/Der Krankenpfleger/Die Kinderkrankenschwester/
Der Kinderkrankenpfleger hat damit die Prüfung vor der Prüfungskommission der Weiterbildungsstätte bestanden und ist berechtigt, in Verbindung mit der vorgenannten, von der zuständigen Behörde erteilten,
gültigen Erlaubnis nach § 1 des Krankenpflegegesetzes die Bezeichnung

   Krankenschwester/Krankenpfleger/Kinderkrankenschwester/
   Kinderkrankenpfleger für den Operationsdienst

zu führen.

The nurse/male nurse/paediatric nurse has attended the further
training course for .... for the period from
Jan. 19.. to Dec. 19.., and has passed the final examination.

She/he has thus qualified as

Nurse/Male Nurse/Pediatric Nurse for .... in accordance
with the German hospital association and the director of advanced
nursing studies centre at Essen nursing school.

                  ...., den ....
                  (School of training), place and date

Pflegerische Leitung der Weiterbildung   Ärztlicher Leiter der
Board of school   Weiterbildung
                                          Board of examiners

Weiterbildungsnachweis

Herr/Frau ____

geboren am ________________ in ________________________________

hat in der Zeit vom __________ bis ____________________________

an der Weiterbildung zur Fachschwester/zum Fachpfleger für den
Operationsdienst des   teilgenommen.

Der im Einvernehmen mit dem Krankenhausträger durchgeführte Lehrgang
entspricht nach Form und Inhalt den Empfehlungen der Deutschen Krankenhausgesellschaft über die Weiterbildung zur Fachschwester/zum
Fachpfleger für den Operationsdienst vom 27. November 1979

Theoretische Weiterbildung	Std.	Praktische Weiterbildung	
Allgemeinchirurgie		Praktische Unterweisung	Std.
Unfallchirurgie		Praktische Einsätze	Wochen
Urologie		Allgemeinchirurgie	
Gynäkologie		Unfallchirurgie	
Thorax- und Gefäßchirurgie		Urologie	
Instrumentenkunde Med.-techn. Grundlagen		Gynäkologie	
Pharmakologie/Anästhesie			
Krankenhaushygiene/ Sterilisation			
Rechtskunde/Unfallverhütung			
Organisation/Planung		Urlaub	
Krankenhausbetriebslehre		Fehlzeit	
Pädagogik/Mitarbeiter- führung			
Sonstige Vorlesungen			
Insgesamt		Insgesamt	

In der theoretischen Prüfung wurden __________ Kenntnisse nachgewiesen.

In der praktischen Prüfung wurden ____________ Kenntnisse nachgewiesen.

Hiermit wird bescheinigt, daß sie/er die Abschlußprüfung vor der Prüfungskommission der Weiterbildungsstätte bestanden und damit die Weiterbildung zur Fachschwester/zum Fachpfleger für den Operationsdienst
mit Erfolg abgeschlossen hat.

___________________________________   ___________________________________
Vertreter der Gesundheitsbehörde   Prüfer (Facharzt)

___________________________________   ___________________________________
Pflegedienstleitung   Prüfer (Krankenpfleger/Kranken-
der Weiterbildung   schwester für den Operationsdienst)

3. Gegenstandskataloge und Lernziele für den theoretischen und praktischen Unterricht zur Weiterbildung und Prüfung von Krankenschwestern, Krankenpflegern, Kinderkrankenschwestern und Kinderkrankenpflegern für den Operationsdienst

3.1 Gegenstandskatalog für den theoretischen Unterricht

<u>1   Medizinische Grundlagen (145 Stunden)</u>

<u>1.1 Topographische Anatomie (20 Stunden)</u>

—   Kopf

Gefäßsystem	Verlauf, Lage und Nachbarschaftsbeziehungen der Sinus durae matris Zugangswege zum subduralen und epiduralen Hämatom Verlauf und Versorgungsgebiet der Aa. carotis interna und vertebralis
Gehirn und Sinnesorgane	Morphologische Grundlagen der Liquorproduktion und -zirkulation, Zugangswege zur Cisterna cerebello-medullaris Nachbarschaftsbeziehungen im Kleinhirnbrücken-winkel Verlauf der Tränenwege morphologische Grundlagen der Nasenhöhle Verlauf des N. facialis
Knöcherner Schädel	Durchtrittsstellen der Schädelbasis und deren Inhalt Kiefergelenk und Luxationsmöglichkeiten, pneumatische Räume des Schädels
Mundhöhle	Mündung der Ausführungsgänge der großen Speicheldrüsen Anordnung und Gliederung des lymphatischen Rachenrings

—   Hals

Gefäße im Halsbereich	Lage und Nachbarschaftsbeziehungen der A. carotis communis, der A. carotis externa und der V. jugularis interna wichtige Äste der A. carotis externa, Gefäßversorgung der Schilddrüse
Halslymphknoten	Lage und Einzugsgebiete
Nerven im Hals-bereich	Ausbreitung der Nerven des Plexus cervicalis Verlauf der Nn. laryngeus superior und laryngeus inferior Plexus brachialis
Atemweg	Morphologie
Speiseweg	Morphologie

3.2 Lernziele für den theoretischen Unterricht

<u>1   Medizinische Grundlagen (145 Stunden)</u>

<u>1.1 Topographische Anatomie (20 Stunden)</u>

Der Lehrgangsteilnehmer kann

–   Kopf

Gefäßsystem   – Verlauf, Lage und Nachbarschaftsbeziehungen
Gehirn und   der wichtigsten Gefäße, die morphologischen
Sinnesorgane   Grundlagen der Liquorproduktion und -zirku-
Knöcherner Schädel   lation, Durchtrittsstellen der Schädelbasis
Mundhöhle   und deren Inhalt sowie Mündungs- und Aus-
                                         führungsgänge der großen Speicheldrüse auf-
                                         zählen

–   Hals

Gefäße im Hals-   – Lage, Nachbarschaftsbeziehungen sowie Ein-
bereich   zugs- und Versorgungsgebiete der Gefäße und
Halslymphknoten   Nerven erläutern
Nerven im Hals-
bereich
Atemweg
Speiseweg

72

— Brust

Brustwand | Lymphabflußwege der Mamma
Gefäß- und Nervenstraßen der Brustwand
Projektion von Herz, Lunge und Pleuragrenzen
auf die Brustwand

Brustbein-
geweide | Anordnung und Länge der Trachea
Anordnung und Gliederung der Hauptbronchien
Lappengliederug der Lunge
Größe und Lage des Herzens im Mediastinum
Verlauf der Herzkrankgefäße, Anordnung der
herznahen Gefäße
Ausdehnung des Herzbeutels
Verlauf und Lage des Ösophagus

Blut- und Lymph-
gefäße und Nerven | Äste des Aortenbogens, Mündung der Vv. sub-
clavia und jugularis interna, Verlauf der
V. brachiocephalica und V. cava superior
Beziehungen zum Truncus pulmonalis und zur
Aorta
Lage und Verlauf des Ductus thoracicus
Verlauf des N. phrenicus im Mediastinum

— Bauch

Bauchwand | Hautvenen als Umgehungswege
muskelschwache Stellen in der Bauchwand und
im Zwerchfell
Projektion von Bauchorganen auf die Bauchwand
morphologische Grundlagen für die Entstehung
und Lokalisation von Leistenhernien, Leisten-
hoden, Varikozele und Hydrozele

Baucheingeweide | Lage und Nachbarschaftsbeziehungen der Bauch-
organe und ihre Beziehung zum Bauchfell
Topographie der Leber, der Gallenwege, des
Pankreas und der Papilla duodeni
Topographie des Magens und der Milz
Lage des Meckel-Divertikels
Variabilität der Lage von Zäkum und Appendix
Rektum und Analkanal: Morphologische Grund-
lagen für die Ausbildung von Hämorrhoiden

Blut- und Lymph-
gefäße der Bauch-
organe | System der V. cava und der Pfortader, mögliche
Umgehungskreisläufe
Lage der A. abdominalis, Abgang der wichtigsten Äste, Zuordnung ihrer Versorgungsgebiete
arterielle Versorgung des Rektums
regionäre Lymphknoten und weiterführende
Lymphstraßen

Nerven im
Bauchraum | Innervation des Magen-Darm-Trakts

— Brust

Brustwand Brusteingeweide Blut- und Lymph- gefäße und Nerven	- die wichtigsten Gefäß-, Lymph- und Nerven- bahnen benennen - Größe und Lage des Herzens und den Verlauf des Ösophagus in Beziehung setzen

— Bauch

Bauchwand Baucheingeweide Blut- und Lymph- gefäße der Bauch- organe Nerven im Bauch- raum	- Lage und Verlauf der großen Gefäße, Lage der Muskeln, Lage und Nachbarschaftsbezie- hungen der Bauchorgane sowie die Zuordnung der wichtigsten Gefäße und Nerven zu ihrem Versorgungsgebiet darlegen

74

— Becken

Beckenboden   Topographie des Beckenbodens

Beckeneingeweide   Lage der Nieren und der ableitenden Harnwege
                         enge Stellen des Ureters
                         Lage der Uretermündung, Lage der Harnblase,
                         Ausdehnung ihrer Beckenbedeckung
                         Krümmung und Engstellen der männlichen Urethra
                         Verlauf des Ductus deferens, Form, Größe und
                         Lage der Prostata

Blut- und Lymph-   Bifurkation der Aorta und Aa. iliacae
gefäße   arterielle und venöse Versorgung der Nieren
                         arterielle Versorgung des Uterus

— Rücken

Wirbelsäule   Morphologische Grundlagen des Bewegungssegments
                         Topographie des Spinalkanals

Obere Extremitäten

Blut- und Lymph-   Verlauf der V. cephalica, V. basilica und V.
gefäße   mediana cubiti
                         Verlauf der Vv. axillaris und subclavia
                         Tastpunkte für den Puls der Aa. brachiala
                         radialis und ulnaris
                         Kompressionsstellen der Armarterien
                         Lymphbahnen: Lage, Gliederung und Einzugs-
                         gebiete der axillären Lymphknoten

Nerven   Lagebeziehung von Nerven und Gefäßen in der
                         Achselhöhle
                         Verlaufsstrecken der Nn. axillaris, radialis,
                         medianus und ulnaris, Innervation der zuge-
                         ordneten Muskelgruppen

Bewegungsapparat   Gelenkflächen, Kapseln und Muskelmantel des
                         Schultergelenks
                         Schleimbeutel im Bereich des Schultergelenks
                         Gelenkflächen, Kapseln und Bandapparat des
                         Ellbogengelenks und der Hand- und Finger-
                         gelenke
                         Sehnenscheiden des Karpalbereichs und der
                         Finger

Oberflächen-   Tastbare Knochenpunkte
anatomie

-     Becken

    Beckenboden   - die Topographie des Beckenbodens erklären
    Beckeneingeweide   - die Lage der Nieren und der ableitenden
    Blut- und Lymph-   Harnwege sowie der sie versorgenden Gefäße
    gefäße   im Zusammenhang erläutern

-     Rücken

    Wirbelsäule   - die morphologischen Grundlagen des Bewegungs-
                        segments und die Topographie des Spinal-
                        kanals erläutern

-     Obere Extremitäten

    Blut- und Lymph-   - den Verlauf der versorgenden Gefäße, die
    gefäße   Tastpunkte und Kompressionsstellen sowie den
                        Lymphbahnen in ihrer Lage, Gliederung und
                        ihren Einzugsgebieten bezeichnen

    Nerven   - Lagebeziehung und Verlaufsstrecken und die
                        damit möglichen verbundenen Gefährdungen von
                        Nerven und Gefäßen in der Achselhöhle und
                        die dazugehörigen Muskelgruppen im Zusammen-
                        hang aufzählen

    Bewegungsapparat   - Gelenkflächen, Kapseln und Muskelmantel,
                        Schleimbeutel sowie tastbare Knochenpunkte
                        erklären und definieren

    Oberflächen-
    anatomie

— Untere Extremitäten

Blut- und Lymph- gefäße	Verlauf der V. saphena magna und V. saphena parva, Vv. perforantes Lagebezeichnung der A. und V. femoralis in der Lacuna vasorum Tastpunkte und Kompressionsstellen der Bein-arterien Grundkenntnisse der oberflächlichen und tiefen Lymphbahnen, Lage und Einzugsgebiet der inguinalen Lymph-knoten
Nerven	Verlauf des N. ischiadicus, N. tibialis und der Nn. peronaei Kenntnis besonders gefährdeter Verlaufsstrek-ken, Innervation der zugeordneten Muskel-gruppen
Bewegungsapparat	Gelenkflächen, Kapseln, Bandapparat und Mus-kelmantel des Hüftgelenks Gefäßversorgung von Schenkelhals und -kopf Gelenkflächen, Kapseln, Menisken und Band-apparat des Kniegelenks Gelenkflächen und Bandapparat der Sprung-gelenke Entlastungsstellen des Hüft- und Kniegelenks sowie der Sprunggelenke
Oberflächen-anatomie	Tastbare Knochenpunkte

1.2 Pathophysiologische Grundlagen bei operativen Eingriffen und Traumen (10 Stunden)

— Wasser-Elektro-lyt-Haushalt	Veränderungen des Flüssigkeits- und Natrium-bestandes, des Kaliumbestandes und der Kaliumverteilung
— Säure-Basen-Haushalt	Typische Veränderungen des Säure-Basen-Haus-halts
— Energie- und Baustoffhaushalt	Dosierungs- und Anwendungsrichtlinien für die Zufuhr von Nähr- und Baustoffen Grundzüge der Überwachung und Bilanzierung

—   Untere Extremitäten

Blut- und Lymph-   - den Verlauf der versorgenden Gefäße und
gefäße   deren Lagebezeichnungen, Tastpunkte und
                            Kompressionsstellen aufzählen

Nerven   - den Verlauf der wichtigsten Nerven und die
                            damit verbundenen Gefährdungen erläutern

Bewegungsapparat   - Gelenkflächen, Kapseln, Bandapparate und
Oberflächen-   Muskelmantel des Hüftgelenks sowie Gefäß-
anatomie   versorgung von Schenkelhals und -kopf auf-
                            zählen und in Beziehung setzen

1.2 Pathophysiologische Grundlagen bei operativen Eingriffen und Traumen (10 Stunden)

                          Der Lehrgangsteilnehmer kann

—   Wasser- und Elek-   - Veränderungen des Flüssigkeits- und Natrium-
    trolythaushalt   bestandes, des Kaliumbestandes sowie der
                           Kaliumverteilung erläutern und begründen

—   Säure-Basen-Haus-   - typische Veränderungen des Säure-Basen-
    halt   Haushalts aufzählen und verständlich dar-
                           legen

—   Energie- und Bau-   - Dosierungs- und Anwendungsrichtlinien für
    stoffhaushalt   die Zufuhr von Nähr- und Baustoffen sowie
                           Grundzüge der Überwachung und Bilanzierung
                           benennen und in qualitative Beziehungen
                           bringen

1.3 Allgemeinchirurgische Grundlagen (10 Stunden)

— Indikation und Kontraindikation des operativen Eingriffs

Rechtliche Grundlagen	Einwilligung zur Operation, Aufklärung über das Operationsrisiko
Fachliche Grundlagen	Voraussetzung zur Operationsentscheidung bzw. Kontraindikation Indikationsformen: absolute, relative, kosmetische Indikation Indikationen aus diagnostischen Gründen Operationsziele: kurativer Eingriff, palliativer Eingriff Inoperabilität: lokale und allgemeine Faktoren
Operationszeitpunkt	Noteingriff, dringliche Indikation, Wahleingriff selektive Indikation
Ergänzende Therapie zu operativen Eingriffen	Kombination von operativer Therapie und Strahlentherapie, adjuvante Chemotherapie

— Prinzipien der Vor- und Nachbehandlung bei operativen Eingriffen und bei Traumen

Möglichkeiten der prä- und postoperativen Behandlung von respiratorischen Störungen, Störungen im Wasser-Elektrolyt-Säure-Basen- sowie des Energie- und Baustoffhaushalts, Gerinnungsstörungen, Stoffwechselstörungen
Thromboembolieprophylaxe

— Wundheilung und Wundbehandlung

Phasen der Wundheilung	Pathologisch-anatomische Grundlagen
Wundheilungsstörungen	Ursachen, lokale und allgemeine Symptomatik bei gestörter Wundheilung an Haut, Knochen, Gefäßen, Weichteilen, inneren Organen
Wundbehandlung	Prinzipien der Therapie verschiedener Wundarten unter Berücksichtigung des Verletzungszeitpunkts begleitende Maßnahmen: Tetanus- und Gasbrandprophylaxe operative Wundversorgung

— Schock

Pathomechanismen	Typische pathophysiologische Veränderungen und Verlauf beim Schock
Symptomatik, Diagnostik	Erkennen des Schocks mittels klinischer Untersuchungsmethoden Ätiologie und Therapie verschiedener Schockformen

1.3 Allgemeinchirurgische Grundlagen (10 Stunden)

Der Lehrgangsteilnehmer kann

— Operation, Indikation, Kontraindikation

- die rechtlichen und fachlichen Grundlagen zur Operation nennen und erläutern

— Prinzipien der Vor- und Nachbehandlung bei operativen Eingriffen und Traumen

- Möglichkeiten der prä- und postoperativen Behandlung von respiratoritschen Störungen, Störungen im Wasser-Elektrolyt-, Säure-Basen- sowie Energie- und Baustoffhaushalt aufzeigen
- Gerinnungsstörungen und Stoffwechselstörungen sowie die Thromboseprophylaxe erläutern

— Wundheilung und Wundheilungsstörungen

- pathologische und anatomische Grundlagen der Wundheilungsphasen beschreiben
- Ursachen, lokale und allgemeine Symptomatik bei gestörter Wundheilung an Haut, Knochen, Gefäßen, Weichteilen und inneren Organen aufzählen und begründen
- Prinzipien der Therapie verschiedener Wundarten unter Berücksichtigung des Verletzungszeitpunkts sowie begleitende Maßnahmen nennen und erklären

— Schock

- einen Schock mittels klinischer Untersuchungsmethoden erkennen, verschiedene Therapieformen benennen und typische pathophysiologische Veränderungen und den Schockverlauf erklären

—   Chirurgische Infektionslehre

Allgemeine bak-   Definition, Ätiologie, Symptomatik und Thera-
terielle Infek-   pie von Abszessen, Empyem, Phlegmonen
tionen

Anaerobe prutide   Gasbrand: Symptomatik, Diagnostik, Therapie
Infektion   Tetanus: Symptomatik, Diagnostik, Therapie
                         Tuberkulose: pulmonale und extrapulmonale
                         Organmanifestation, Erregernachweis, chirurgi-
                         sche und medikamentöse Therapie

Parasitäre   Formen, Symptomatik, Diagnostik, operative
Erkrankungen   Therapie

Indikation, Methoden und Techniken diagnostischer und therapeu-
tischer Operationen einschließlich Topographie der Operationsabläufe

1.4 Fachbereich Allgemeinchirurgie (45 Stunden)

—   Gesicht   Verletzungen: Formen und Versorgungsmöglich-
                          keiten
                          Tumoren: Symptomatik, Diagnostik benigner und
                          maligner Tumoren, Lokalisation, Operations-
                          verfahren
                          Mißbildungen: Ätiologie, Erscheinungsformen,
                          Operationsverfahren

—   Hals   Verletzungen: Formen und Versorgungsmöglich-
                          keiten
                          Tumoren: Symptome, Diagnose, Lokalisation und
                          operative Therapie von Lipom, Fibrom, Häm-
                          angiom etc.

    Schilddrüse   Symptomatik, Diagnostik, Operationsverfahren
                          bei euthyreoter, hyperthyreoter Struma und
                          beim Schilddrüsenkarzinom

    Nebenschilddrüse   Formen, klinische Diagnose, operative Thera-
                          pie des Hyperparathyreoidismus

    Trachea   Indikation, Formen und Durchführung der
                          Tracheotomie

— Chirurgische Infektionslehre	- Definition, Symptomatik und Therapie von speziellen chirurgischen Infektionen nennen - Symptomatik, Diagnostik, Therapie bei Gasbrand und Tetanus erklären - pulmonale und extrapulmonale Organmanifestation sowie Erregernachweis, chirurgische und konservative Therapie bei Tuberkulose aufzählen - Formen, Symptomatik, Diagnostik und operative Therapie bei parasitären Erkrankungen benennen

1.4 Fachbereich Allgemeinchirurgie (45 Stunden)

Der Lehrgangsteilnehmer kann

— Gesicht	- Symptome, Komplikationen und Therapiemöglichkeiten von Verletzungen, Tumoren, Mißbildungen und Entzündungen benennen
— Hals Schilddrüse, Nebenschilddrüse, Trachea	- Symptome, Diagnostik und Therapiemöglichkeiten bei euthyreoter, hyperthyreoter Struma und beim Schilddrüsenkarzinom erläutern, - Symptomatik, Diagnostik und Therapieformen beim Hyperparathyreoidismus aufzählen - Indikation und Durchführung der Tracheotomie beschreiben

—   Thorax

Thorax	Verletzungen: Verletzungsmechanismen, Lokalisation, Diagnostik und Therapie Thoraxdrainage, Weichteilversorgung, Thorakotomie, Versorgung von Rippenfrakturen
Bronchien und Lunge	Entzündliche Erkrankungen: Symptome, Diagnostik und operative Therapie Tumoren: Symptomatik, Diagnostik benigner und maligner Tumoren, Operationsverfahren
Mediastinum	Entzündungen: Ursachen, Symptomatik, Grundzüge der Therapie Tumoren: typische Lokalisation, Diagnostik, Therapie
Zwerchfell	Verletzungen: Diagnostik und operative Therapie Hernien: Formen, Symptome, Diagnose und operative Therapie
Herz	Erkrankungen des Reizleitungssystems Indikation und Technik der Schrittmacherimplantation
Ösophagus	Verletzungen: Ursachen, Symptomatik, Diagnostik und operative Therapie Tumoren: Symptomatik, Diagnostik, kurative und palliative Operationsverfahren Divertikel: Lokalisation, Symptomatik und operative Therapie Mißbildungen: Symptome, Diagnostik und operative Therapie Refluxkrankheit, Hernien: Formen, Symptomatik und operative Therapiemöglichkeiten Ösophagusvarizenblutung: konservative und operative Maßnahmen, Prognose
Brustdrüse	Entzündungen: Ursachen, Symptome und operative Therapie Tumoren: benigne Formen: Symptome, Diagnostik und operative Therapie maligne Formen: klinische und radiologische Symptome, Ausbreitungsstadien (TNM), operative Therapie, Indikation zur zusätzlichen Strahlentherapie oder Chemotherapie

—   Abdomen

Magen und Duodenum	Ulkuskrankheit: Pathogenese, Symptomatik, Diagnostik und Komplikationen, konservative und operative Therapiemöglichkeiten Entzündungen: Formen, Symptomatik, Diagnostik, Verlauf, konservative und operative Therapie Tumoren: gutartige Tumoren: Diagnostik und Therapie bösartige Tumoren: Erscheinungsformen und Ausbreitung im Magen und Duodenum, Symptomatik, Diagnostik, operative Therapie, Palliativeingriffe Divertikel: Lokalisation, Symptomatik, Therapie

—   **Thorax**

Thorax	- Verletzungsmechanismen von Rippenfrakturen aufzählen,
Zwerchfell	
Bronchien und Lunge	- Symptome, Diagnostik, Komplikationen und Therapiemöglichkeiten von entzündlichen Erkrankungen sowie benignen und malignen Tumoren benennen
Mediastinum	- typische Lokalisationen, Diagnostik und Therapie bei Verletzungen aufzählen
Zwerchfell	- Symptome, Komplikationen und Therapiemöglichkeiten bei Hernien erklären
Herz	- Symptomatik, Komplikationen und Therapiemöglichkeiten bei Erkrankungen des Herzens und des Herzreizleitungssystems erläutern
Oesophagus	- Symptomatik, Diagnostik, Komplikationen und Therapie von Verletzungen, Divertikeln und Mißbildung des Ösophagus erklären
Brustdrüse	- Symptomatik, Komplikationen und Therapiemöglichkeiten bei Entzündungen und Tumoren der Brustdrüse benennen

—   **Abdomen**

Magen und Duodenum	- Symptomatik, Komplikationen und Therapiemöglichkeiten benennen bei: Ulkuserkrankungen des Magens und Duodenums, bei Tumoren und Entzündungen
	- Diagnostik und Therapie bei stumpfen und penetrierenden Verletzungen des Darmes aufzählen, akute und chronische Durchblutungsstörungen sowie deren Symptomatik und operative Therapie benennen

Dünndarm, Dick- darm, Rektum und Anus	Verletzungen: Darmverletzungen bei stumpfen und bei penetrierenden Verletzungen, Diagno- stik und Therapie Durchblutungsstörungen: akute und chronische Durchblutungsstörungen, Symptomatik, opera- tive Therapie Entzündungen: Formen, Pathogenese, Symptomatik, Diagnostik, Verlauf und operative Therapie, Di- vertikulose, Divertikulitis: Lokalisation, Sympto- matik, Komplikationen u. op. Therapie Tumoren: gutartige Formen: Symptome, Ätiologie, Diagno- stik, Risiko der malignen Entartung, endoskopi- sche und operative Therapie bösartige Formen: Lokalisation, Symptomatik, Diagnostik, kurative und palliative Eingriffe Hämorrhoidalleiden: Lokalisation, konservative und operative Therapie Prolaps: Ursachen, Diagnostik u. op. Therapie Tumoren des Rektums und Anus: benigne Formen: Diagnostik und Therapie maligne Formen: Symptome, Diagnostik und Thera- pie in Abhängigkeit von Lokalisation und Größe des Tumors beim Rektumkarzinom, operative Therapie des Analkarzinoms Ileus: Formen und ihre Ursachen, Symptome, Diagnostik, operative Therapie Peritonitis: Formen, häufige Ursachen, Symptome und Untersuchungsbefunde, operative Therapie
Galle und Gallenwege	Gallensteinleiden: Pathogenese, Symptomatik, Diagnose, Komplikationen und operative Therapie Tumoren: Symptomatik, Diagnostik, kurative und palliative Eingriffe
Leber	Verletzungen: Symptomatik, Diagnostik, opera- tive Therapie Entzündungen, Abszesse, parasitäre Erkrankungen: Ätiologie, Symptome, Diagnose, Komplikationen, Therapie Tumoren: benigne und maligne Formen, Diagno- stik, operative Therapie, Palliativeingriffe Portale Hypertension: Ursachen, Pathogenese, Symptomatik, Diagnostik, Komplikationen, Operationsmethoden
Pankreas	Verletzungen: Symptome, Diagnostik, Spätkom- plikationen, operative Therapie Entzündungen: Formen, Pathogenese, Symptomatik, Diagnostik, Verlauf, Komplikationen, operative Therapie Tumoren: Formen, Symptomatik, Diagnostik, operative Therapie, Palliativeingriffe Zysten: Formen, Ätiologie, Symptome, Diagnose, operative Therapie
Milz	Verletzungen: Ursachen, Symptomatik, Diagno- stik, operative Therapie Splenomegalie: Ursachen, Symptomatik, Diagno- stik, operative Therapie
Nebennieren	Tumoren: benigne und maligne Formen, Symptoma- tik, Diagnostik, op. Therapie, Komplikationen
Hernien	Definition und Lokalisation, Formen, Kompli- kationen, Grundzüge der operativen Behandlung

Dünn- und Dickdarm	- Symptomatik, Komplikationen und Therapie- möglichkeiten bei Entzündungen, Divertiku- lose, Divertikulitis des Darmes beschreiben
	- Symptomatik, Komplikationen und Therapie- möglichkeiten bei benignen und malignen Tu- moren beschreiben
	- Lokalisation und Therapie bei Hämorrhoidal- leiden erläutern
Galle, Gallenwege	- Symptomatik, Komplikationen und Therapiemög- lichkeiten bei Erkrankungen der Galle und Gallenwege benennen
Leber	- Symptomatik, Komplikationen und Therapie- formen bei Tumoren, Verletzungen und Miß- bildungen der Leber beschreiben
Pankreas und Milz	- Symptome, Komplikationen und Therapiemög- lichkeiten bei Verletzungen, Mißbildungen, Tumoren von Pankreas und Milz erläutern
Nebennieren	- Symptomatik, Komplikationen und Operations- verfahren bei chirurgischen Erkrankungen der Nebennieren benennen
Hernien	- Symptomatik, Komplikationen und Operations- verfahren bei verschiedenen Hernienformen beschreiben und unterscheiden

1.5 Fachbereich Unfallchirurgie (15 - 30 Stunden)

— Weichteilmantel

Verletzungen: Ausdehnung, Schweregrad und operative Therapie von Verletzungen von Haut-, Muskulatur, Gefäßen und Nerven
Verbrennungen: Ausdehnung, Schweregrad, lokale Therapie, systemische Therapie
Erfrierungen: Schweregrad, Therapie
Verletzungen durch Säuren und Basen: Symptomatik, Sofortmaßnahmen und anschließende Therapie

— Frakturen und Luxationen

Entstehungsmechanismen: direkte und indirekte Verletzungsarten, Entstehung bei Vorschädigung durch Knochenerkrankungen
Frakturtypen, Frakturbehandlung:
geschlossene Frakturen: unvollständige (Fissuren, Grünholzfrakturen usw.) und vollständige Frakturen (Querfraktur, Stückbruch, gelenknahe Fraktur), konservative und operative Behandlung
offene Frakturen: Einteilung, Komplikationen, operative Versorgung
Frakturheilung:
primäre Frakturheilung: Voraussetzung, Verlauf und Dauer
sekundäre Frakturheilung: Formen
Pseudarthrose: Ursachen, Symptomatik, operative Behandlung
Sudeck-Syndrom: Symptomatik, Behandlung
Infektionen bei Frakturen:
Weichteile: Ursachen, klinische Erscheinung, Therapie
Knochen: Ursachen, Klinik, Röntgensymptome, Therapie
Knochenersatz: autologe und homologe Knochentransplantation
Luxationen: Entstehung, Formen, häufige Loklisationen, Grundzüge der Behandlung

— Wirbelsäule

Distorsion, Luxation der Halswirbelsäule: Entstehungsmechanismen, Komplikationen, Therapie
Frakturen: Formen, Symptomatik, neurologischer und röntgenologischer Befund, Komplikationen, Therapiemöglichkeiten

1.5 Fachbereich Unfallchirurgie (15 - 30 Stunden)

		Der Lehrgangsteilnehmer kann

— Weichteilmantel

- Ausdehnung, Schweregrad und operative Therapie von Verletzungen der Haut, Muskulatur, Gefäßen und Nerven nennen
- Ausdehnung, Schweregrad, lokale und systemische Therapie bei Verbrennungen erörtern
- den Schweregrad und die Therapie von Erfrierungen benennen
- Symptomatik und anschließende Therapie bei Verletzungen durch Säuren und Basen erläutern und insbesondere bei Sofortmaßnahmen situationsgerecht handeln

Der Lehrgangsteilnehmer kann

— Frakturen und
    Luxationen

- direkte und indirekte Verletzungsarten und die Entstehung bei Vorschädigung durch Knochenerkrankungen nennen
- Frakturtypen, Frakturkomplikationen der geschlossenen Frakturen sowie deren konservative und operative Behandlung aufzählen
- Einteilung, Komplikationen und operative Behandlung der offenen Frakturen aufzeigen
- Voraussetzungen und Verlauf der primären Frakturheilung nennen
- Ursachen, Verlauf und Komplikationen der sekundären Frakturheilung erörtern
- Formen der verzögerten Frakturheilung erklären
- Ursachen, Symptomatik und operative Behandlungen der Pseudarthrosen nennen
- Symptomatik und Therapie des Sudeck-Syndroms nennen
- Angaben über Ursachen, klinische Erscheinungen und Therapie der Weichteilinfektionen bei Frakturen machen
- Ursachen, klinische Erscheinungen, Röntgensymptome und Therapie der Knocheninfektionen beschreiben
- autologe und homologe Knochentransplantationen als Knochenersatz nennen
- Entstehung, Formen, häufige Lokalisationen und Grundzüge der Behandlung nennen

Der Lehrgangsteilnehmer kann

— Wirbelsäule

- Entstehungsmechanismen, Komplikationen und Therapiemöglichkeiten von Distorsionen und Luxationen der Halswirbelsäule erläutern
- Formen, Symptomatik, neurologische und röntgenologische Befunde, Komplikationen und Therapiemöglichkeiten aufzeigen

— Obere Extremität

Schultergürtel	Klavikula- und Skapulafrakturen: Lokalisation, Diagnostik, Komplikationen und Therapie Verletzungen des Schultereckgelenks: Symptome, Therapie Luxation des Schultereckgelenks: Formen, Begleitverletzungen, Symptomatik, Therapie
Oberarm	Frakturen von Humeruskopf, Humerusschaft und distalem Humerus: Diagnostik, Komplikationen, Therapie
Ellbogengelenk und Unterarm	Olekranonfrakturen, Radiusköpfchenfrakturen: Formen, Diagnostik, Therapie Radius- und Ulnaschaftfrakturen: Formen, Diagnostik und Therapie Luxationen des Ellbogengelenks: Symptomatik, Therapie
Handgelenk und Hand	Frakturen und Luxationen: Formen, Diagnostik und Therapie Beuge- und Strecksehnenverletzungen: Symptomatik, Diagnostik und Therapie Infektionen: Symptomatik, Ausbreitungsweise, Therapie

— Verletzungen des Beckens und der unteren Extremität

Becken	Frakturen: Bruchform, Symptomatik, Therapie, Komplikationen
Hüftgelenk und Oberschenkel	Hüftpfannenfraktur: Symptomatik und Therapie Schenkelhalsfraktur: Einteilung, Formen, Symptomatik, Therapie, Komplikationen und Prognosen Pertrochantere Fraktur: Therapie Subtrochantere Fraktur: operative Behandlung Femurschaftfrakturen: Formen, Symptomatik, operative Behandlung Hüftgelenkluxationen: klinische Zeichen, Formen, Komplikationen, Behandlung
Kniegelenk und Unterschenkel	Patellafraktur: Symptomatik, Therapie Frakturen von Tibiakopf und Tibiaschaft: Formen, operative Behandlung, Komplikationen Habituelle Luxation der Patella: Ursache, Therapie Knorpelverletzungen des Kniegelenks: Ursachen, Therapie Meniskusläsionen: Ursachen, Symptomatik, Diagnostik und Therapie Achillessehnenruptur: Ursachen, Therapie
Sprunggelenk und Fuß	Malleolarfrakturen: Ursachen, Formen, Therapie Talusfraktur: Therapie, Komplikationen Kalkaneusfraktur: Formen, Diagnostik, Therapie Mittelfußfraktur: Symptomatik, Therapie Zehen: Bruchformen, Therapie Bandläsionen: häufige Formen, Diagnostik, Therapie, Komplikationen

—   **Obere Extremität**
    Schultergürtel
- Diagnostik, Komplikationen und Therapie von Klavikula- und Skapulafrakturen beschreiben
- Symptome und Therapie bei Verletzungen des Schultereckgelenks nennen

Oberarm
- Symptome, Komplikationen und Therapie von Frakturen des Humeruskopfs, Humerusschaftes und distalen Humerus beschreiben

Ellbogengelenk und Unterarm
- Symptome und Therapie der Olekranon- und Radiusköpfchenfraktur erläutern
- Symptome und Therapie von Radius- und Ulnaschaftfrakturen nennen
- Symptomatik und Therapie von Luxationen des Ellbogengelenks erklären

Handgelenk und Hand
- Symptome, Komplikationen u. Therapiemöglichkeiten von Frakturen u. Luxationen nennen
- Symptome, Komplikationen u. Behandlung von Beuge- u. Strecksehnenverletzungen erörtern
- Symptomatik und Therapiemöglichkeiten bei Infektionen beschreiben

—   **Becken und untere Extremität**
    Hüftgelenk und Oberschenkel
- Symptomatik und Therapiemöglichkeiten der Hüftpfannenfrakturen nennen
- Angaben über Symptome, Komplikationen und Therapiemöglichkeiten der verschiedenen Schenkelhalsfrakturen machen
- Symptome, Komplikationen und Behandlungsformen der distalen Femurfrakturen aufzeigen
- klinische Zeichen, Formen, Komplikationen und Therapie der Hüftgelenkluxationen nennen

Becken
- Symptome, Komplikationen und Therapie der Beckenfrakturen aufzählen

Kniegelenk und Unterschenkel
- Symptomatik und Therapie der Patellafrakturen sowie der habituellen Luxation nennen
- Formen, operative Behandlung und Komplikationen der Frakturen von Tibiakopf und Tibiaschaft erläutern
- Ursachen und Therapie von Knorpelverletzungen des Kniegelenks nennen
- Ursachen, Symptomatik, Diagnostik und Therapie von Meniskusläsionen und bei Verletzungen des Bandapparats aufzeigen
- Ursachen und Therapie der Achillessehnenverletzung nennen

Sprunggelenk und Fuß
- Ursachen, Formen und Therapie von Malleolarfrakturen beschreiben
- Therapie und Komplikationen der Talusfrakturen nennen
- Formen, Diagnostik und Therapie der Kalkaneusfrakturen erläutern
- Symptomatik und Therapie von Mittelfußfrakturen benennen
- Bruchformen und Behandlungsmöglichkeiten bei Zehenfrakturen beschreiben
- Symptome, Diagnostik, häufige Formen, Therapie und Komplikationen bei Bandläsionen nennen

1.6 Fachbereich Orthopädie (15 - 30 Stunden)

_   Wirbelsäule   Frakturen: Formen, Symptomatik, Diagnostik,
                            Therapie, Komplikationen
                            Skoliosen: Formen, Symptomatik, Diagnostik,
                            Prognosen, Therapieformen, Rippenbuckelre-
                            sektion
                            Bandscheibenprolaps: Lokalisation, Symptome,
                            Diagnostik, Komplikationen, operative Thera-
                            pie, Rezidive
                            Tumoren, neurogene Läsionen: Symptome, Diagno-
                            stik, Therapie, Prognose und Komplikationen

—   Obere Extremität
       Schulter   Frakturen: Lokalisation, Formen, Symptomatik,
                            Röntgendiagnostik, operative Therapie
                            Luxation und Begleitverletzungen: Symptome,
                            Diagnostik, operative Therapie
                            Arthrose: Symptomatik, Diagnostik, operative
                            Therapie

       Oberarm, Ell-   Tumoren: Lokalisation, Symptome, Diagnose,
       bogengelenk   Therapie, Prognose und Nachbehandlung
       und Unterarm   Band-, Sehnen-, Nervenläsionen: Ursachen,
                            Symptomatik, Diagnostik, Dekompressions-
                            operationen und plastische Korrektur
                            Entzündungen: Lokalisation, Symptomatik,
                            Diagnostik, Therapiemöglichkeiten
                            Pseudarthrosen: Ursachen, Symptome, Diagno-
                            stik, operative Korrektur
                            Gelenkersatz: Indikation, Lokalisation, Formen
                            und operative Verfahren
                            Komplikationen und Prognose

       Hand und Hand-   Band-, Sehnen-, Nervenläsionen: Ursachen,
       gelenk   Symptomatik, Diagnostik, Dekompressionsopera-
                            tionen, plastische Korrektur
                            Gelenkersatz: Indikation, Lokalisation, For-
                            men und operative Verfahren, Komplikationen
                            und Prognose

—   Untere Extremität
       Hüfte   Luxation: Formen, Symptome, Diagnose, opera-
                            tive Therapieverfahren
                            Dysplasien: Ausprägungsgrad, Symptomatik,
                            Diagnostik, Operationsverfahren
                            Frakturen: Lokalisation, Symptomatik, Diagno-
                            stik, operative Versorgungsmöglichkeiten
                            Alloplastischer Gelenkersatz: Indikation,
                            Arten und Methoden, Komplikationen, Prognose,
                            Rehabilitation

       Oberschenkel   Wachstumsdeformitäten: Formen, Indikation,
                            Ausgleichsmöglichkeiten
                            Pseudarthrosen: Ursachen, Symptomatik,
                            Diagnostik, operative Korrektur

1.6 Fachbereich Orthopädie (15 - 30 Stunden)

Der Lehrgangsteilnehmer kann

—   Wirbelsäule

- Formen, Symptomatik, Diagnostik, Therapie und Komplikationen von verschiedenen Frakturen nennen
- Formen, Symptomatik, Diagnostik, Prognosen und Therapiemöglichkeiten von Skoliosen beschreiben
- Lokalisation, Symptomatik, Diagnostik, Komplikationen, operative Therapie und Rezidive des Bandscheibenprolaps erläutern
- Symptome, Diagnostik, Therapie, Prognose und Komplikationen von Tumoren und neurogenen Läsionen nennen

—   Obere Extremität

Schulter

- Lokalisation, Formen, Symptomatik, Röntgendiagnostik und operative Therapie der unterschiedlichen Schulterfrakturen aufzeigen
- Symptome, Diagnostik und operative Therapie von Luxationen und Begleitverletzungen der Schulter nennen
- Symptomatik, Diagnostik und operative Therapie der Arthrose beschreiben

Oberarm, Ellbogengelenk und Unterarm

- Symptome, Komplikationen, Therapiemöglichkeiten und Nachbehandlung von Tumoren erklären
- Ursachen, Symptomatik, Diagnostik, Dekompressionsoperationen und plastische Korrektur von Band-, Sehnen- und Nervenläsionen nennen
- Symptomatik, Lokalisation, Diagnostik und Therapiemöglichkeiten bei Entzündungen erörtern
- Ursachen, Symptome, Diagnostik und operative Korrektur bei Pseudarthrosen nennen
- Indikationen, Lokalisationen, Formen, Komplikationen, operative Verfahren und Prognose des Gelenkersatzes erläutern

—   Untere Extremität

Hüfte

- Formen, Symptome, Diagnostik, Komplikationen und operative Therapieverfahren bei Hüftluxationen nennen
- Symptome, Diagnostik und Operationsverfahren bei Dysplasien beschreiben
- Lokalisation, Symptomatik, Diagnostik und operative Versorgungsmöglichkeiten von verschiedenen Frakturen nennen
- Indikationen, Formen, Komplikationen und operative Verfahren bei alloplastischem Gelenkersatz erklären

Oberschenkel

- Angaben über Symptome und Therapiemöglichkeiten bei Wachstumsdeformitäten machen
- Ursachen, Symptomatik, Diagnostik u. operative Korrektur bei Pseudarthrosen nennen

Kniegelenk und Unterschenkel	Meniskusläsionen: Entstehungsmechanismen, Symptomatik, Diagnostik und Therapie Bandläsionen: Ursachen, Formen, Symptome, Diagnostik, operative Versorgung, Rehabilitation Patella: Frakturen, habituelle Luxation, degenerative Veränderungen, Ursachen, Formen, Symptomatik, Diagnostik, operative Therapie, Rehabilitation Alloplastischer Gelenkersatz: Indikation, Arten und Methoden, Komplikationen, Prognose, Rehabilitation Fehlstellungen: Formen, Indikation, Korrekturmöglichkeiten Pseudarthrosen: Ursachen, Symptomatik, Diagnostik, operative Therapie
Sprunggelenk und Fuß	Arthrose: Ursachen, Formen, Symptome, Diagnostik, Therapie Sehnen- und Bandläsionen: Formen, Lokalisation, Symptome, Diagnostik, operative Therapie, Komplikationen Fehlstellungen, Mißbildungen und Deformitäten: Formen, Symptome, Diagnostik, operative Korrektur
— Hals, Thorax	Schiefhals: Symptome, Indikation, Korrektur Trichterbrust: Symptome, Indikation, Korrektur

1.7   Fachbereich Herzchirurgie (15 - 30 Stunden)

— Operationsverfahren	Prinzip der offenen und geschlossenen Operation, extrakorporaler Kreislauf und assistierte Zirkulation, Hypothermie
— Kongenitale Herz- und thorakale Gefäßfehler ohne Kurzschluß	Pathophysiologie, Symptomatik, Diagnostik, Indikation und Operationsverfahren mit und ohne extrakorporalen Kreislauf
— Kongenitale azyanotische Herz- und Gefäßfehler mit Links-rechts-Shunt	Anatomie, Pathophysiologie, Symptome, Diagnostik, Indikation, Zeitpunkt und Prinzipien der Operationsverfahren
— Kongenitale zyanotische Herzfehler	Pathophysiologie, Symptome, Diagnostik, Indikation und Operationsverfahren

Kniegelenk und Unterschenkel	- Entstehungsmechanismen, Symptomatik, Diagnostik und Therapie der Meniskusläsion erläutern - Ursachen, Symptome und operative Versorgung bei Bandläsionen beschreiben - Ursachen, Formen, Symptomatik, Diagnostik, Therapiemöglichkeiten bei Frakturen, habi- tuellen Luxationen und degenerativen Ver- änderungen der Patella nennen - Indikationen, Arten, operative Verfahren und Komplikationen des alloplastischen Ge- lenkersatzes aufzeigen - über Formen und Korrekturmöglichkeiten der verschiedenen Fehlstellungen berichten - Ursachen, Symptome, Komplikationen und operative Therapie bei Pseudarthrosen nennen
Sprunggelenk und Fuß	- Symptome, Komplikationen und Therapie der Arthrose nennen - Formen, Lokalisation, Symptome, Diagnostik, operative Therapie und Komplikationen bei Sehnen- und Bandläsionen beschreiben - Symptome, Diagnostik, Komplikationen und operative Korrektur der Fehlstellungen, Mißbildungen und Deformitäten nennen
— Hals und Thorax	- Symptome, Indikation, Komplikationen und operative Korrektur bei Schiefhals erläu- tern - Angaben über Symptome, Indikation, Kompli- kationen und Korrekturmöglichkeiten bei Trichterbrust machen

1.7 Fachbereich Herzchirurgie (15 - 30 Stunden)

	Der Lehrgangsteilnehmer kann
— Operations- verfahren	- das Prinzip der offenen und geschlossenen Operationen, des extrakorporalen Kreislaufs und der Hypothermie erklären
— Kongenitale Herz- und thora- kale Gefäßfehler ohne Kurzschluß	- Symptome, Komplikationen und Operations- verfahren mit und ohne extrakorporalen Kreislauf nennen
— Kongenitale zya- notische Herz- und Gefäßfehler	- Anatomie, Pathophysiologie, Symptome, Diagnostik, Indikationen, Zeitpunkt und Prinzipien der Operationsverfahren be- schreiben

—	Erworbene Aortenklappen- fehler	Symptomatik, Diagnostik, Operationsverfahren, Komplikationen, Embolieprophylaxe
—	Erworbene Mitral- und Trikuspidal- fehler	Symptomatik, Stadieneinteilung, Indikation, Operationsverfahren, Komplikationen
—	Koronare Herz- erkrankung	Symptome, Diagnostik, Einteilung, Möglichkei- ten der chirurgischen Therapie, Komplikationen
—	Perikard	Symptomatik, Diagnostik, operative Behandlung

1.8 Fachbereich Neurochirurgie (15 - 30 Stunden)

—	Knöcherner Schädel	Frakturen: Formen, Symptome, Röntgendiagno- stik, Komplikationen, Therapie
—	Gehirn und Hirnhäute	Verletzungen: Formen, Pathogenese, klinischer Verlauf, Diagnose, Therapie, Prognose Tumoren: benigne und maligne Formen, Symptome, Lokalisation, Diagnostik, Prognose, Therapie, Komplikationen Entzündungen: Ursachen, Lokalisation, Symptome, Diagnostik, Therapie, Komplikationen Mißbildungen: Formen, Symptome, Diagnostik, Korrekturmöglichkeiten, Prognose
—	Wirbelkanal und Rückenmark	Verletzungen: Formen, Pathogenese, klinischer Verlauf, Diagnostik, Therapie, Komplikationen Tumoren: benigne und maligne Arten, Symptome, Lokalisation, Diagnostik, Therapie, Komplika- tionen, Prognose Mißbildungen: Pathophysiologie, Symptome, Diagnostik, Korrekturmöglichkeiten, Prognose Wurzelkompressionssyndrom: Lokalisation, Symptomatik, Diagnostik, Möglichkeiten konser- vativer und operativer Therapie
—	Läsionen peripherer Nerven	Verletzungen: Einteilung, Pathomechanismen, Symptome, Diagnostik, Therapie

—   Erworbene Herz-   - Symptomatik, Diagnostik, Komplikationen,
     klappenfehler   Embolieprophylaxe, Stadieneinteilung,
                            Indikationen und Operationsverfahren
                            erläutern

—   Koronare Herz-   - Symptome, Diagnostik, Einteilung der
     erkrankungen   Stadien, Komplikationen und Möglichkeiten
                            der chirurgischen Therapie aufzeigen

—   Erkrankungen des - Symptomatik, Diagnostik, Komplikationen
     Perikards   und operative Behandlungsmethoden nennen

1.8 Fachbereich Neurochirurgie (15 - 30 Stunden)

                         Der Lehrgangsteilnehmer kann

—   Knöcherner   - Symptome, Komplikationen und Therapiemög-
     Schädel   lichkeiten der verschiedenen Frakturen be-
                            schreiben

—   Gehirn und   - Symptome, Diagnostik, Komplikationen,
     Hirnhäute   Prognose und operative Therapie von Ver-
                          letzungen nennen
                       - benigne und maligne Formen, Symptome, Lo-
                          kalisation, Diagnostik, Komplikationen und
                          Therapie von Tumoren erläutern
                       - Ursachen, Symptome, Diagnostik, Komplika-
                          tionen, Therapiemöglichkeiten von raum-
                          fordernden Prozessen und Entzündungen
                          nennen
                       - Formen, Symptome, Diagnostik, Prognose und
                          Korrekturmöglichkeiten von Mißbildungen
                          aufzeigen

—   Wirbelkanal und   - Formen, Symptome, Diagnostik, Komplikatio-
     Rückenmark   nen und operative Therapiemöglichkeiten
                            von verschiedenen Verletzungen nennen
                       - Angaben über benigne und maligne Arten,
                          Symptome, Diagnostik, Komplikationen,
                          Prognose und Therapie von Tumoren machen
                       - Symptome, Diagnostik, Komplikationen und
                          operative Möglichkeiten der Korrektur von
                          Mißbildungen nennen

—   Periphere Nerven - Symptome, Diagnostik, Komplikationen und
                          operative Therapie bei Kompressionen und
                          Verletzungen beschreiben

1.9 Fachbereich Urologie (15 - 30 Stunden)

—	Niere, Nebenniere und Ureter	Verletzungen: Symptomatik, Diagnostik, konservative und operative Therapie Fehlbildungen: Ätiologie, Symptome, Diagnostik, operative Verfahren zur Korrektur Tumoren und Zysten: benigne und maligne Formen, Stadieneinteilung und wichtige Metastasierungwege, Symptomatik, Diagnostik, operative Therapie, Möglichkeiten der Harnableitung Steinerkrankungen: Ätiologie, Pathogenese, Symptome, Diagnostik, konservative und operative Therapie Entzündungen: Ätiologie, Symptome, Diagnose, Komplikationen und Therapie, Möglichkeiten der temporären Harnableitung Transplantation: Indikation, Immunologie, Operationstechniken, Abstoßreaktionen, Nachbehandlung
—	Blase und Prostata	Verletzungen: Mechanismen, Symptome, Diagnose und Therapie Fehlbildungen: Ätiologie, Symptome, Diagnostik, operative Verfahren zur Korrektur Tumoren: benigne und maligne Formen, Symptome, Diagnostik, Zytologie, Stadieneinteilung, Komplikationen, operative Therapie, Ersatzplastiken, Strahlen- und Chemotherapie Steinerkrankungen: Ätiologie, Symptome, Diagnostik, Therapie Entzündungen: Ursachen, Symptome, Diagnostik, Therapie Inkontinenz: Ursachen, Formen, Diagnose, Therapiemöglichkeiten Fisteln: Symptome, klinische Diagnose, operative Therapie Adenom, Hyperplasie: Diagnostik, Komplikationen, operative Therapie
—	Urethra	Verletzungen: Symptomatik, Diagnostik, Therapie Fehlbildungen: Symptome, Diagnostik, operative Korrektur Entzündungen: Ursachen, Symptome, Diagnostik, Therapie Fisteln, Strikturen: Symptome, klinische Diagnose, operative Therapie, Möglichkeiten der Harnableitung

1.9 Fachbereich Urologie (15 - 30 Stunden)

Der Lehrgangsteilnehmer kann

— Niere, Nebenniere und Ureter

- Symptomatik, Diagnostik, Komplikationen sowie konservative und operative Therapie von verschiedenen Verletzungen nennen
- Ätiologie, Symptome, Diagnostik und operative Therapiemöglichkeiten zur Korrektur bei Fehlbildungen beschreiben
- benigne und maligne Formen, Stadieneinteilung und Metastasierungswege, Symptome, Diagnostik, Komplikationen, Prognose und Therapiemöglichkeiten bei Tumoren und Zysten aufzeigen
- Symptome, Diagnostik, Komplikationen und Therapiemöglichkeiten der temporären Harnableitung bei Entzündungen erklären
- Ätiologie, Pathogenese, Symptome, Diagnostik, Komplikationen und konservative und operative Therapie bei Steinerkrankungen nennen
- Indikation, Komplikationen, Immunologie, Operationstechniken, Abstoßungsreaktionen und Nachbehandlung bei Nierentransplantationen beschreiben

— Blase und Prostata

- Symptome, Diagnose, Komplikationen und Therapie bei Verletzungen der Blase benennen
- Symptome, Diagnostik und operative Korrekturmöglichkeiten bei Fehlbildungen erörtern
- benigne und maligne Formen, Symptome, Diagnostik, Zytologie, Stadieneinteilung, Komplikationen, operative Therapie, Ersatzplastiken, Strahlen- und Chemotherapie bei Tumoren nennen
- Ätiologie, Symptome, Diagnostik, Komplikationen und Therapieformen bei Steinerkrankungen beschreiben
- Ursachen, Symptome, Diagnostik und Behandlungsmethoden bei Entzündungen und Fisteln nennen
- Ursachen und Therapiemöglichkeiten bei Inkontinenz erläutern

— Urethra

- Symptomatik, Diagnostik und Therapiemöglichkeiten bei Verletzungen nennen
- Symptome, Diagnostik und operative Korrektur bei Fehlbildungen beschreiben
- Ursachen, Symptome, Diagnostik und Therapie bei Entzündungen erötern
- Symptome, Diagnostik, operative Therapie und Möglichkeiten der Harnableitung bei Fisteln und Strikturen nennen

98

| — | Hoden, Neben-
hoden und Penis | Verletzungen: Mechanismen, Symptome, Diagno-
stik und Therapie
Fehlbildungen, Lageanomalien: Formen, Ursachen,
Diagnose, operative Korrekturmöglichkeiten
Tumoren: Formen, Symptome, Diagnostik, primä-
rer Tumor und Lymphknotenmetastasierung,
Prognose, operative Therapie, sonstige Thera-
piemöglichkeiten, Ersatzplastiken
Entzündungen: Ätiologie, Symptome, Diagnostik,
Therapie
Sterilisation: Nebenwirkungen, Rolle der Vaso-
ligatur, Möglichkeiten der Rekanalisierung,
Rechtslage
Akute Erkankungen: Symptome, Diagnostik und
Therapie von Hodentorsion, Paraphimose und
Priapismus |

1.10 Fachbereich Gynäkologie (15 - 30 Stunden)

| — | Vulva und
Vagina | Verletzungen: Formen, Diagnose, Therapie
Fehlbildungen: Formen, Symptomatik, Diagno-
stik, operative Korrektur, Nachbehandlung
Tumoren: benigne und maligne Formen, Symptome,
Diagnose, Stadien, Therapie und Prognose
Entzündungen, Zysten: Symptome, Diagnose,
Bakteriologie, konservative und operative
Therapie
Plastische Eingriffe: Indikation, Durchführung |

| — | Portio und
Zervix | Tumoren: benigne und maligne Formen, Stadien-
einteilung (TNM), Symptome, Diagnose, Thera-
piemöglichkeiten, Prognose
Entzündungen und pathologische Veränderungen:
Ursachen, Formen, Ätiologie, Symptome, Diagno-
se und Therapie
Insuffizienz: Indikation, Therapie |

| — | Uterus | Verletzungen: Formen, Symptome, Diagnostik,
konservative und operative Therapie
Fehlbildungen und Lageanomalien: pathologi-
sche Anatomie, Symptome, Diagnose, operative
Korrektur
Tumoren: benigne und maligne Formen, TNM-Ein-
teilung, Symptome, Diagnostik, Prognose,
konservative und operative Therapie
Entzündungen: Ätiologie, Symptomatik, Diagno-
stik, Therapie
Blutungsstörungen: Ursachen, Indikation,
Therapie
Operative Geburtshilfe: Indikation, Technik
Schwangerschaftsabbruch: Rechtsgrundlage,
Indikation, Methoden, Durchführung |

— Hoden, Neben- hoden und Penis	- Mechanismen, Symptome, Diagnostik und Therapie bei verschiedenen Verletzungen erläutern - Ursachen, Formen, Diagnostik, Symptome, operative Korrekturmöglichkeiten bei Lage- anomalien und Fehlbildungen beschreiben - Formen, Symptome, Diagnostik, Stadienein- teilung, Prognose, Ersatzplastiken, opera- tive und konservative Therapiemöglichkeiten bei Tumoren nennen - Bedeutung und operatives Vorgehen bei Sterilisation und Möglichkeiten der Re- kanalisierung erklären - Symptome, Diagnostik und Therapiemöglich- keiten bei Hodentorsion, Paraphimose und Priapismus beschreiben

1.10 Fachbereich Gynäkologie (15 - 30 Stunden)

Der Lehrgangsteilnehmer kann

— Vulva und Vagina	- Formen, Diagnostik und Therapie bei Ver- letzungen nennen - Formen, Symptomatik, Diagnostik, operative Korrekturmöglichkeiten und Nachbehandlung bei Fehlbildungen beschreiben - benigne und maligne Formen, Symptome, Diagnose, Stadien, Behandlungsmethoden und Prognose bei Tumoren erklären - Symptome, Diagnose, Bakteriologie, konser- vative und operative Therapieverfahren von Entzündungen und Zysten aufzeigen - Angaben über Indikation und operatives Vor- gehen bei plastischen Eingriffen machen
— Portio und Zervix	- Symptome, Diagnostik und Therapie bei ver- schiedenen Verletzungen nennen - benigne und maligne Formen, Stadieneintei- lung, Symptome, Diagnostik, Therapiemög- lichkeiten und Prognose bei Tumoren er- örtern - Ursachen, Formen, Ätiologie, Symptome, Diagnostik und Therapie bei Entzündungen und Fehlbildungen nennen
— Uterus	- Formen, Symptome, Diagnostik und Therapie- möglichkeiten bei Verletzungen beschreiben - Formen, Symptome, Diagnostik, operative Korrektur bei Fehlbildungen und Lageanoma- lien aufzeigen - benigne und maligne Formen, TNM-Einteilung, Symptome, Diagnostik, Prognose, operative und konservative Therapie bei Tumoren nennen - Symptome, Diagnostik und Behandlungsmetho- den bei Extrauteringravidität erklären - Ätiologie, Symptome, Diagnostik und Thera- pie bei Entzündungen nennen - Indikationen und Möglichkeiten der operati- ven Geburtshilfe beschreiben - Methoden, operative Verfahren und Komplika- tionen des Schwangerschaftsabbruchs auf- zeigen

—   Ovar und Tube   Tumoren, Zysten: Arten, Lokalisation, Symptome,
                          Diagnostik, Therapiemöglichkeiten, Prognose,
                          Nachbehandlung
                          Tubargravidität: Symptome, Diagnostik, Thera-
                          pie, Nachbehandlung
                          Refertilisierung: Möglichkeiten, Lokalisation,
                          Ursachen der Sterilität, Diagnostik, operative
                          Durchführung, Erfolgsquoten
                          Sterilisation: Voraussetzungen, Kriterien,
                          rechtliche Situation, Durchführungsmöglich-
                          keiten

—   Mamma   Entzündungen: Ursachen, Symptome, Therapie
                          Tumoren und Zysten: benigne und maligne
                          Arten, TNM-Einteilung, Symptome, Diagnostik,
                          operative und konservative Therapie, Nach-
                          behandlung, Plastiken, Prognose
                          Mißbildungen, Plastiken: Formen, Indikation,
                          Operationsverfahren

1.11 Fachbereich Hals-Nasen-Ohren-Heilkunde (15 - 30 Stunden)

—   Äußeres und   Verletzungen: Mechanismen, Ausprägungsgrad,
     inneres Ohr   Symptome, operative Therapie, Fremdkörper-
                          entfernung
                          Entzündungen: Ursachen, akuter und chroni-
                          scher Verlauf, Lokalisation, Symptome, Diagno-
                          stik, Komplikationen, operative Therapiemög-
                          lichkeiten
                          Mißbildungen: Formen, Diagnose, Korrektur-
                          möglichkeiten
                          Tumoren: Lokalisation, Symptome, Diagnostik,
                          operative Therapie
                          Schalleitungsschwerhörigkeit: Ursachen,
                          operative Therapie

—   Nase   Verletzungen: knöcherne Traumen, Weichteilver-
                          letzungen, Diagnostik, operative Therapie,
                          Fremdkörperentfernung
                          Entzündungen: Symptome, Diagnose, Therapie
                          Mißbildungen: Formen, Diagnose, operative
                          Korrektur, Plastiken

—   Nasenneben-   Verletzungen: operative Therapie, Komplika-
     höhlen   tionen
                          Entzündungen: akuter und chronischer Verlauf,
                          Ursachen, Symptome, Diagnostik, operative
                          Therapie, Komplikationen
                          Tumoren: benigne und maligne Arten, Lokali-
                          sation, Symptome, Diagnostik, Prognose,
                          operative Versorgung, Nachbehandlung

— Ovar und Tube
- Arten, Lokalisation, Symptome, Diagnostik,
  Stadieneinteilung, Prognose, Therapiemög-
  lichkeiten und Nachbehandlung bei Tumoren
  und Zysten nennen
- Symptome, Diagnostik, Therapie, Komplika-
  tionen und Nachbehandlung bei Tubargravi-
  dität erläutern
- Möglichkeiten, Lokalisation, Ursachen der
  Sterilität, Diagnostik und operative Me-
  thoden der Refertilisierung nennen
- Voraussetzungen, Kriterien, rechtliche
  Situation und Durchführungsmöglichkeiten
  der Sterilisation beschreiben

— Mamma
- Ursachen, Symptome und Möglichkeiten der
  Therapie bei Entzündungen nennen
- benigne und maligne Arten, TNM-Einteilung,
  Symptome, Diagnostik, operative und konser-
  vative Behandlungsmethoden, Prognose,
  Nachbehandlung und Plastiken bei Tumoren,
  Zysten und Mißbildungen beschreiben

1.11 Fachbereich Hals-Nasen-Ohren-Heilkunde (15 - 30 Stunden)

Der Lehrgangsteilnehmer kann

— Äußeres und
  inneres Ohr
- Mechanismen, Symptome, operative Therapie
  und Fremdkörperentfernung nach Verletzungen
  nennen
- Ursachen, akuter und chronischer Verlauf,
  Lokalisation, Symptome, Diagnostik, Komplikationen und operative Therapiemöglichkeiten bei Entzündungen erörtern
- Formen, Diagnostik und Korrekturmöglichkeiten von Mißbildungen beschreiben
- Lokalisation, Symptome, Diagnostik und
  Therapie von Tumoren nennen
- Ursachen und operative Therapie bei Schall-
  leitungsschwerhörigkeit erläutern

— Nase
- knöcherne Traumen, Weichteilverletzungen
  sowie deren Symptome, Diagnostik, operative Therapie und Fremdkörperentfernungen
  beschreiben
- Symptome, Diagnostik, Komplikationen und
  Therapieformen bei Entzündungen nennen
- Formen, Symptome, Diagnostik und operative
  Korrekturmöglichkeiten bei Mißbildungen
  erklären

— Nasenneben-
  höhlen
- operative Therapie und Komplikationen bei
  Verletzungen nennen
- den akuten und chronischen Verlauf, Ursachen, Symptome, Diagnostik, Komplikationen
  und Therapiemöglichkeiten bei Entzündungen
  erörtern
- Formen, Symptome, Diagnostik, benigne und
  maligne Arten, Prognose, Nachbehandlung
  und Therapie von Tumoren und Zysten nennen

— Mund- und   Entzündungen: Ursachen, akute und chronische
Rachenraum   Ausdehnung, Symptome, Diagnose, Komplikationen,
Folgeerkrankungen, Therapie
Tumoren und Zysten: gut- und bösartige Formen,
Symptome, Diagnose, konservative und operative
Therapie, Prognose, Nachbehandlung

— Speicheldrüse   Entzündungen: Ursachen, Komplikationen,
operative Therapie
Tumoren: Formen, Symptome, Diagnostik, Komplikationen, Therapiemöglichkeiten
Steinbildung: Entstehung, Symptome, Diagnostik, Therapie

— Kehlkopf und   Verletzungen: operative Therapie, Fremdkörper-
Trachea   entfernung
Verlegung der oberen Luftwege
Noteingriff
Tumoren: gut- und bösartige Formen, Symptome,
Diagnostik, Prognose, Therapie, Nachbehandlung,
Komplikationen

1.12 Fachbereich Ophthalmologie (15 - 30 Stunden)

— Lidapparat   Verletzungen: Formen, Versorgungsmöglich-
keiten
Mißbildungen, Fehlstellungen: plastische
Korrektur
Tumoren: benigne und maligne Formen, Therapie
Entzündungen, Abszesse: Diagnose, Therapie

— Tränendrüse   Verletzungen: Ursachen, Symptome, Wiederher-
und Tränensack stellung
Tumoren: Vorkommen, Arten, Radikaloperationen
und Prognose
Entzündungen, Abszesse: Ätiologie, Symptome,
Diagnose, Therapie

— Orbita   Fraktur: Symptome, Diagnose, Wiederherstel-
lungsmöglichkeiten
Tumoren: Symptome, Diagnostik, Operationsmög-
lichkeiten, Strahlentherapie

— Bindehaut   Verletzung, Verätzung: Therapie
Formen, Symptome, Diagnostik, Therapie in Ab-
hängigkeit von der Art der Entzündung
Tumoren: angeborene und erworbene Formen,
Diagnostik, Therapie und Prognose

— Mund- und   - Ursachen, akute und chronische Ausdehnung,
   Rachenraum   Symptome, Diagnose, Komplikationen, Folge-
                       erscheinungen und Therapie von Entzündungen
                       beschreiben
                     - Symptome, Diagnose, Formen und operative
                       Korrekturmöglichkeiten bei Mißbildungen
                       erklären
                     - benigne und maligne Arten, Symptome,
                       Diagnose, Prognose, Nachbehandlung und
                       Therapieformen von Tumoren und Zysten
                       erläutern

— Speicheldrüse   - Angaben über Ursachen, Komplikationen und
                       operative Therapie von Entzündungen machen
                     - Entstehung, Symptome, Diagnostik und Thera-
                       pie bei Speichelsteinen nennen
                     - Formen, Symptome, Diagnostik, Komplikatio-
                       nen und Therapiemöglichkeiten bei Tumoren
                       beschreiben

— Kehlkopf und   - Symptome, Komplikationen und operative
   Trachea   Therapie bei Verletzungen und Verlegung
                       der Trachea beschreiben
                     - gut- und bösartige Formen, Symptome,
                       Diagnose, Prognose, Komplikationen, Nach-
                       behandlung und Therapiemöglichkeiten von
                       Tumoren nennen

1.12 Fachbereich Ophthalmologie (15 - 30 Stunden)

                     Der Lehrgangsteilnehmer kann

— Lidapparat   - Formen und Versorgungsmöglichkeiten von
                       Verletzungen nennen
                     - Symptome, Diagnostik, Komplikationen und
                       operative Korrekturmöglichkeiten bei Miß-
                       bildungen und Fehlstellungen beschreiben
                     - benigne und maligne Formen, Symptome,
                       Komplikationen, Prognose und Therapie
                       von Tumoren erklären
                     - Diagnose und Therapieformen von Entzündun-
                       gen nennen

— Tränendrüse   - Ursachen, Symptome und Wiederherstellung
   und Tränensack   bei Verletzungen beschreiben
                     - Symptome, Arten, Diagnostik, Komplikationen,
                       Prognose und Therapie von Tumoren erötern
                     - Ätiologie, Symptome, Diagnostik und Thera-
                       pie von Entzündungen erklären

— Orbita   - Symptome, Diagnose und Wiederherstellungs-
                       möglichkeiten von Frakturen nennen
                     - Symptome, Diagnose, Komplikationen, Opera-
                       tionsmöglichkeiten und Strahlentherapie
                       von Tumoren beschreiben
                     - Symptome, Diagnose und Therapie von Ent-
                       zündungen nennen

— Bindehaut   - Formen, Symptome, Diagnose, Therapie von
                       Verletzungen und Verätzungen erläutern
                     - angeborene und erworbene Formen, Diagnose,
                       Prognose und Therapiemöglichkeiten bei
                       Tumoren beschreiben

— Hornhaut

Verletzungen, Verätzung, Entzündung: Arten,
Therapie, Narbenkorrektur
Mißbildungen: Formen, Symptome, operative
Korrektur
Tumoren: benigne und maligne Formen, Therapie
und Prognose
Transplantation: Indikation und Durchführung

— Netzhaut

Verletzungen: Gefahr der Netzhautablösung,
Therapie
Ablösung: Ätiologie, Symptome, Therapie,
Prognose
Tumoren: benigne und maligne Formen, Therapie-
möglichkeiten

— Glaskörper

Verletzungen, Fremdkörper: Formen, Therapie,
Entfernung
Glaukom: Formen, Symptomatik, Diagnostik,
operative Therapie

— Linsenapparat

Verletzungen, Luxation: Therapie
Mißbildungen: Arten, Korrekturmöglichkeiten

— Augenmuskeln

Mißbildungen: Formen, Ätiologie, Symptome,
Diagnostik, Therapie, Nachbehandlung, Sehschule

— Ziliarkörer
und Iris

Verletzung, Fremdkörper: Diagnose, Therapie
Tumoren: benigne und maligne Arten, Häufig-
keit, Symptome, Diagnostik, Therapie und
Prognose
Glaukomoperationen: Durchführung

— Augenkammern

Verletzung der Vorderkammer, Fremdkörper:
Therapie, Extraktion
Linsenimplantation in Vorder- und Hinter-
kammer, Technik

- Hornhaut
  - Arten, Therapie und Narbenkorrekturen von Verletzungen, Verätzungen und Entzündungen nennen
  - Formen, Symptome und operative Korrektur von Mißbildungen aufzeigen
  - benigne und maligne Formen, Symptome, Komplikationen und operative Therapie von Tumoren beschreiben
  - Indikationen und Durchführung von Transplantationen erläutern

- Netzhaut
  - Symptome, Diagnose, Komplikationen und Therapie bei Verletzungen nennen
  - Ursachen, Ätiologie, Symptome, Prognose und Therapie der Netzhautablösung aufzeigen
  - benigne und maligne Formen, Symptome, Diagnostik, Komplikationen und Therapiemöglichkeiten von Tumoren beschreiben

- Glaskörper
  - Formen, Symptome und Therapie bei Verletzungen sowie Fremdkörperentfernungen nennen
  - Symptome, Diagnostik und Formen der operativen Therapie von Glaukomerkrankungen beschreiben

- Linsenapparat
  - die Therapie bei Verletzungen und Luxationen nennen
  - Arten und Korrekturmöglichkeiten bei Mißbildungen erläutern

- Augenmuskeln
  - Symptome, Diagnose und Therapie bei Verletzungen erklären
  - Formen, Ätiologie, Symptome, Diagnostik, Therapie und Nachbehandlung von Mißbildungen nennen und die Möglichkeiten der Sehschule aufzeigen

- Ziliarkörper und Iris
  - Diagnose, Symptome und Therapiemethoden bei Verletzungen nennen sowie die Fremdkörperentfernung beschreiben
  - benigne und maligne Formen, Häufigkeit, Symptome, Diagnostik, Therapie und Prognose von Tumoren nennen
  - die Durchführung von Glaukomoperationen beschreiben

- Augenkammern
  - Symptome, Diagnose, Komplikationen, Therapie und Extraktion von Verletzungen und Fremdkörperentfernungen nennen
  - die Technik der Linsenimplantation in Vorder- und Hinterkammer erklären

2 Pädagogische, soziologische und psychologische Grundlagen (20 Stunden)

2.1 Pädagogische Grundlagen

— Anleitung von Schülern und neuen Mitarbeitern	Bedeutung der Motivation Lernbereiche (emotional, kognitiv, pragmatisch) Verstärkung (Lob, Tadel) Rolle des Modells Lernzielgliederung Methodische Schritte
— Beurteilung von Schülern und neuen Mitarbeitern	Beboachtungskriterien Beurteilungsmaßstab Subjektive Deutung des Beobachters Vorurteile Beurteilungsbögen
— Führungsstile	Autokratischer, sozialintegrativer, Laissez-faire-Stil Dimensionen des Führungsverhaltens (emotionale Dimension, Auswirkungen des Führungsstils

2.2 Soziologische/psychologische Grundlagen

— Erkennen der eigenen Rolle und der der Mitarbeiter im Team	Rollendifferenzierung im Krankenhaus Rolle der Pflegekraft im Fremd- und Selbstbild Rollenkonflikte
— Grundlagen der Gesprächsführung	Aktives Zuhören, Eingehen auf den Patienten durch offene Fragen Verbalisierung von Gefühlen Konfliktgespräche
— Mitarbeitergespräche	Strukturierung von Gruppengesprächen Konfliktbearbeitung im Einzelgespräch Konfliktbearbeitung in der Gruppe

2 Pädagogische, soziologische und psychologische Grundlagen
(20 Stunden)

2.1 Pädagogische Grundlagen

Der Lehrgangsteilnehmer kann

— Anleitung von Schülern und neuen Mitarbeitern
- neue Mitarbeiter motivieren, die verschiedenen Lernbereiche beschreiben und sich in methodischen Schritten mit der Lernzielgliederung auseinandersetzen

— Beurteilung von Schülern und neuen Mitarbeitern
- unterscheiden zwischen verschiedenen Beobachtungs- und Beurteilungskriterien
- den Faktor Vorurteil berücksichtigen und Beurteilungsbögen objektiv ausfüllen

— Führungsstile
- die verschiedenen Führungsstile definieren und Auswirkungen auf die Gruppe darlegen

2.2 Soziologische/psychologische Grundlagen

— Erkennen der eigenen Rolle und der der Mitarbeiter im Team
- seine Rolle im Team und die der Mitarbeiter erkennen und sich einordnen
- die Rolle des Pflegepersonals in der Krankenhausstruktur beschreiben

— Grundlagen der Gesprächsführung
- aufgrund erworbenen Wissens Gespräche vorbereiten, führen und leiten
- Patienten zuhören und Konfliktgespräche sachlich bewältigen

Umgang mit dem Patienten
- die besondere seelische Situation des Patienten erfassen und angemessen darauf eingehen

— Mitarbeitergespräche
- Mitarbeitergespräche in Form von Einzel- und Gruppengesprächen vorbereiten und leiten
- sachlich ruhige Konfliktbewältigung durch konstruktive Gespräche betreiben

3 Rechtliche, organisatorische und betriebswirtschaftliche Aspekte (30 Stunden)

3.1 Juristische Aspekte der Tätigkeit im Operationsdienst

—	Gesetzliche Grundlagen	Schweigepflicht Datenschutz Aufklärungspflicht Schadenersatz Hilfepflicht Geschäftsführung ohne Auftrag Transplantationen Haftung Rechtswidrigkeiten
—	Arbeitsrechtliche Grundlagen	Vertragsrecht Arbeitsvertrag Tarifvertrag Bundesangestelltentarif Personalvertretungsrecht
—	Personenschutz-bestimmungen	Mutterschutzgesetz Arbeitszeitordnung Unfallverhütungsvorschriften Strahlenschutzbestimmungen

3.2 Organisation, Gliederung und personelle Besetzung von Operationsabteilungen

—	Baulich-technische Anforderungen, Richtlinien des BGA	Baulich-technische Anforderungen Raumlufttechnische Anlagen Schleusen Einfügung der Operationsabteilung in die Gesamtkonzeption des Krankenhauses Personal-, Patienten- und Geräteschleusen Systeme der Wegeführung Raumprogramm für die Funktionseinheit OP Raumprogramm für die übrige OP-Abteilung
—	Organisation der Operations-abteilung	Organisationsformen von Operationsabteilungen Arbeits- und Operationsabläufe Berechnungsgrundlagen und Methoden für den Personalbedarf Dienstplanung/Dienstplanerstellung unter Beachtung verschiedener Dienstzeitregelungen

3.3 Grundlagen der Krankenhausbetriebslehre

Krankenhausverwaltung
Krankenhausleitung und deren Aufgabengebiete
gesetzliche Grundlagen der Krankenhaus-
finanzierung
Berechnung des Pflegesatzes
Kostenstellenrechnung
Investitionskosten

3.4 Medizinische Dokumentation im Operationsbereich

Inhalt, Notwendigkeit und Anwendung von:
OP-Buch, OP-Bericht, OP-Statistik und sonstigen Patienten- und leistungsbezogenen Daten

3 Rechtliche, organisatorische und betriebswirtschaftliche Aspekte (30 Stunden)

3.1 Juristische Aspekte der Tätigkeit im Operationsdienst

Der Lehrgangsteilnehmer kann

— Gesetzliche Grundlagen

- die einzelnen juristischen Aspekte definieren und ihre Relevanz im Zusammenhang mit seiner Tätigkeit darlegen sowie sein Verhalten darauf abstimmen

— Arbeitsrechtliche Grundlagen

- seine Rechte und Pflichten bezüglich Arbeits- und Vertragsrecht wahrnehmen

— Personenschutz- bestimmungen

- die Personenschutzbestimmungen, wie sie in den verschiedenen Publikationen und Vorschriften gefordert werden, richtig anwenden und die diversen Richtlinien benennen

3.2 Organisation, Gliederung und personelle Besetzung von Operations- abteilungen

— Baulich-technische Anforderungen, Richtlinien des BGA

- anhand der BGA-Richtlinien baulich-funktionelle Aufbaumodelle skizzieren und dabei die Anforderungen an Operationsabteilungen berücksichtigen

— Organisation der Operations- abteilung

- Organisationsabläufe im Operationsdienst darstellen, mitgestalten und kritisch hinterfragen
- die Personalbedarfsrechnung für eine Operationsabteilung durchführen sowie Dienst- und Einsatzpläne erstellen und begründen

3.3 Grundlagen der Krankenhausbetriebslehre

- anhand seiner erworbenen Grundkenntnisse die betriebswirtschaftlichen Aspekte bei seiner Tätigkeit berücksichtigen

3.4 Medizinische Dokumentation im Operationsbereich

- die notwendigen Dokumentationsarbeiten begründen und durchführen

4 Grundlagen der Pharmakologie und Anästhesie einschließlich Reanimation im Operationsbereich (25 Stunden)

4.1 Pharmakologie, Zusammensetzung, Wirkungsweisen, Anwendungs- und Dosiermöglichkeiten von Pharmaka

— Desinfektions-   Wirkstofftypen, Zusammensetzungen, Wirkungs-
   mittel   breite, Anwendungsbereiche, Konzentrationen

— Lokalanästhetika   Zusammensetzungen, Anwendungsindikationen,
                   Dosierungsmöglichkeiten, Toxizität, Wirkungs-
                   weise

— Röntgenkontrast-   Anwendungsgebiete, Zusammensetzung, Dosierung,
   mittel, diagno-   Kontraindikation
   stische Farbstoffe

— Antibiotika und   Medikamentenform, Wirkungsweise, Wirkungs-
   Chemotherapeutika breite, Zusammensetzung, Dosierung

— Spülflüssigkeiten Formen, Wirkstoffe, Verdünnungen, Anwendungs-
                   vorschriften

— Antifibrinolytika, Arten, Wirkungsweise, Indikation, Kontra-
   Antikoagulantien   indikation, Dosierungen, Nebenwirkungen
   und Verödungs-
   mittel

— Gewebekleber   Arten, Prinzipien der Klebung, Anwendungs-
                   möglichkeiten und Lagerung

— Knochenzement   Arten, Wirkungsweise, Nebenwirkungen

— Hämostyptika   Grundsubstanzen, Arten, Formen und Indika-
                   tionsmöglichkeiten

— Notfall-   Arten, Indikation, Dosierung, Kontraindi-
   medikamente   kation

— Imprägnierte   Arten, Anwendung
   Verbandstoffe
   und Hautersatz

4.2 Anästhesie und Reanimation

— Gebräuchliche   Intravenöse Narkosen
   Anästhesie-   Kombinationsanästhesie
   verfahren   Regionalanästhesie

— Typische Nar-   Hausübliche Narkosegeräte:
   kose- und   Aufbau, Zubehör, Handhabung, Funktions-
   Überwachungs-   kontrolle
   geräte   Hausübliche Überwachungs- und Behandlungs-
                   geräte: Aufbau, Zubehör, Handhabung,
                   Funktionskontrolle

4 Grundlagen der Pharmakologie und Anästhesie einschließlich Reanimation im Operationsbereich (25 Stunden)

4.1 Pharmakologie, Zusammensetzung, Wirkungsweisen, Anwendungs- und Dosiermöglichkeiten von Pharmaka

Der Lehrgangsteilnehmer kann

— Desinfektions-
mittel
- die gebräuchlichen Desinfektionsmittel nennen, sie nach Wirkstofftypen und Anwendungsgebieten unterscheiden und sie in richtiger Konzentration anwenden

— Lokalanästhetika
- über Zusammensetzungen, Wirkungsweisen und Dosierung berichten

— Röntgenkontrast-
mittel, diagno-
stische Farbstoffe
- Dosierung, Indikation und Kontraindikation beschreiben

— Antibiotika und
Chemotherapeutika
- Angaben über Medikamentenform, Wirkungsweise und -breite sowie Dosierung machen

Spülflüssigkeiten
- Arten, Anwendungsbereiche und Handhabung von Flüssigkeiten erklären

— Antifibrinolytika,
Antikoagulantien
und Verödungs-
mittel
- Arten, Wirkungsweisen, Dosierungen der Pharmaka aufzeigen und Indikationsgebiete unterscheiden

Gewebekleber
- Vorschriften über Lagerung, Arten und Anwendungsmöglichkeiten nennen und Prinzipien der Klebung beschreiben

— Knochenzement
- verschiedene Arten, Wirkungsweisen und Nebenwirkungen erklären

— Hämostyptika
- Grundsubstanzen, Arten und Dosierung der Medikamente nennen

— Notfall-
medikamente
- die notwendigen Medikamente benennen, ihre Wirkungsmechanismen erklären und sie nach ihren Indikationsgebieten unterscheiden

— Imprägnierte
Verbandstoffe
und Hautersatz
- Angaben über Arten und Anwendungsbereiche der Materialien machen

4.2 Anästhesie und Reanimation

Der Lehrgangsteilnehmer kann

— Gebräuchliche
Anästhesie-
verfahren
- die gebräuchlichsten Narkoseverfahren nennen und die Unterschiede der einzelnen Verfahren darlegen

— Typische Nar-
kose- und
Überwachungs-
geräte
- die einfache Handhabung der im Hause befindlichen Narkose- und Überwachungsgeräte demonstrieren

—　Assistenz bei der　　　Vorbereitung und Assistenz bei der Durchführ-
　　Durchführung der　　　rung und Überwachung von Anästhesieverfahren,
　　Narkose　　　　　　　　Komplikationen, spezielle Probleme der
　　　　　　　　　　　　　　Narkosen

—　Reanimations-　　　　　Erkennen und Durchführung von lebensrettenden
　　maßnahmen　　　　　　　Sofortmaßnahmen

<u>5</u>　Grundlagen der angewandten Krankenhaushygiene (20 Stunden)

—　Mikrobiologische　　　Mikroorganismen: Vorkommen, Pathogenität,
　　Grundlagen　　　　　　Auswirkung

—　Grundlagen der　　　　Infektionswege
　　Krankenhaus-　　　　　Risikobereiche
　　hygiene　　　　　　　　Hygieneverhalten und Abwehrmaßnahmen
　　　　　　　　　　　　　　BGA-Richtlinie
　　　　　　　　　　　　　　Ausgewählte juristische Aspekte

—　Desinfektion　　　　　Verfahren
　　　　　　　　　　　　　　Mittel
　　　　　　　　　　　　　　Grundsubstanz, Toxizität
　　　　　　　　　　　　　　Anwendungsgebiete
　　　　　　　　　　　　　　Anwendungshinweise und Vorschriften
　　　　　　　　　　　　　　Kontrollmöglichkeiten

—　Sterilisation　　　　　Verfahren
　　　　　　　　　　　　　　Anwendungsbereiche
　　　　　　　　　　　　　　Durchführung
　　　　　　　　　　　　　　Kontrollmöglichkeiten

—　Sterilgut　　　　　　　Verpackungsmöglichkeiten
　　　　　　　　　　　　　　Anwendungsgebiete
　　　　　　　　　　　　　　Haltbarkeit
　　　　　　　　　　　　　　Umgang
　　　　　　　　　　　　　　Lagerung
　　　　　　　　　　　　　　Kontrolle
　　　　　　　　　　　　　　Resterilisation
　　　　　　　　　　　　　　Entsorgung

—　Ver- und　　　　　　　　Transportwege
　　Entsorgung　　　　　　　Transportmittel
　　　　　　　　　　　　　　Gefahrenquellen
　　　　　　　　　　　　　　Umgang

— Assistenz bei der Durchführung der Narkose	- Narkosen vorbereiten und bei deren Durchführung assistieren unter Berücksichtigung möglicher Komplikationen
— Reanimationsmaßnahmen	- lebensbedrohliche Situationen erkennen und situationsgerecht Erste-Hilfe-Maßnahmen einleiten

5   Grundlagen der angewandten Krankenhaushygiene (20 Stunden)

Der Lehrgangsteilnehmer kann

— Mikrobiologische Grundlagen	- die in der Krankenhaushygiene bedeutsamen Mikroorganismen aufzählen sowie deren Vorkommen, Pathogenität und Auswirkungen erläutern
— Grundlagen der Krankenhaushygiene	- die besondere Gefährdung der Patienten im Risikobereich Operationsabteilung begründen - Erregerreservoir und Streuquellen im Krankenhaus nennen und die Infektionswege darstellen - Grundregeln des Hygieneverhaltens und Maßnahmen zur Abwehr von Infektionen nennen - relevante Bestimmungen aus den BGA-Richtlinien und ausgewählte juristische Aspekte erklären
— Desinfektion	- Desinfektionsverfahren, deren Anwendungsgebiete sowie Vorschriften im Umgang aufzählen und erläutern - Grundsätze zur Auswahl von Desinfektionsmitteln durch wichtige Kriterien belegen und Bedingungen der Wirksamkeit nennen - Angaben über Grundsubstanzen und Toxizität der Desinfektionsmittel machen
— Sterilisation	- die Gruppe der physikalischen von den chemischen Sterilisationsverfahren unterscheiden und ihre Prinzipien nennen - Anwendungsbereiche, Durchführung und Kontrollmöglichkeiten der Sterilisationsmethoden beschreiben
— Sterilgut	- Grundsätze im Umgang mit Sterilgut nennen - verschiedene Verpackungsmöglichkeiten aufzählen sowie deren Vor- und Nachteile erläutern - Angaben über Lagerung, Haltbarkeit und Kontrolle von Sterilgut machen - Entsorgung und Resterilisationsmethoden von Sterilgütern beschreiben
— Ver- und Entsorgung	- die Notwendigkeit sachgerechter Entsorgung begründen - Transportwege und Transportmittel mit den damit verbundenen Gefahrenquellen erklären

3.3 Gegenstandskatalog für den praktischen Unterricht

<u>1   Praktischer Unterricht und Übungen (440 Stunden)</u>

<u>1.1 Unterweisung in der angewandten Krankenhaushygiene (70 Stunden)</u>

— Hygieneverhalten   Risikopatienten: Gruppen, Umgang, Verhalten
   am Patienten   Wundheilung: Störungen, Prophylaxen, Maß-
                          nahmen
                          Invasive Maßnahmen: Arten, Richtlinien,
                          Durchführung, Assistenz
                          Prä- und postoperative Erfordernisse: Durch-
                          führung, Assistenz, Kontrolle

— Hygieneverhalten   Ein- und Ausschleusen: Zweck, Arten, Schleu-
   in der Operations-   sensysteme, Bedienung, Vorgehen, Problematik
   abteilung   Bereichskleidung: Vorschriften, Regeln,
                          Material, Handhabung

3.4 Lernziele für den praktischen Unterricht

<u>1   Praktischer Unterricht und Übungen (440 Stunden)</u>

<u>1.1 Unterweisung in der angewandten Krankenhaushygiene (70 Stunden)</u>

Der Lehrgangsteilnehmer kann

— Hygieneverhalten am Patienten

- Patienten, die insbesondere im Sinne nosó-komialer Infektionen inner- und außerhalb der Operationsabteilung gefährdet sind, erkennen und sein Hygieneverhalten darauf abstimmen
- Faktoren und Maßnahmen, die die Wundheilung beeinflussen, erkennen und sein Verhalten darauf abstimmen
- invasive ärztliche Eingriffe und pflegerische Maßnahmen in Operationseinheiten aus hygienischer Sicht erklären und durchführen
- notwendige postoperative pflegerische Maßnahmen aus hygienischer Sicht darlegen, begründen und durchführen
- Entfernung der Patientenabdeckung nach operativen Eingriffen vornehmen und begründen
- andere Mitarbeiter zu gleichem Verhalten anhalten

— Hygieneverhalten in der Operations-abteilung

- Schleusensysteme für Personal, Patienten und Materialien unterschiedlicher Operationsabteilungen mit ihren funktionellen Gegebenheiten darlegen
- die technische Anlage der Patientenschleuse fachgerecht bedienen
- hygienische Probleme bei der Patientenein- und ausschleusung benennen und sich entsprechend verhalten
- bei Betreten der Operationsabteilung bereichsgebundene Kleidung vorschriftsmäßig anlegen
- Bereichskleidung und Einmalartikel den Erfordernissen entsprechend wechseln
- sich entsprechend den Unfallverhütungsvorschriften und Hygieneeinrichtlinien verhalten
- hygienische Verhaltensrichtlinien für Personal im Operationsbereich einhalten und andere Mitarbeiter zu richtiger Handlungsweise anhalten

— Grundlagen der   Begriffsdefinition, Desinfektionsmittel,
   Desinfektion   Utensilien, Anwendungsbereiche, Handhabung,
                         Gefahren
                         Desinfektionsmaßnahmen: Erfordernisse, Durch-
                         führung, Überwachung
                         Desinfektions- und Hygienepläne: Erstellung,
                         Erläuterung, Handhabung

— Hände-, Haut-   Hygienische- und chirurgische Händedesinfek-
   und Schleimhaut-   tion: Unterscheidung, Durchführung, Fehler-
   desinfektion   quellen
                         Haut- und Schleimhautdesinfektion: Erforder-
                         nisse, Anwendungsbereiche, Assistenz, Gefahren

— Berührungsloses   Definition, Erfordernisse, Verfahrensweisen,
   Arbeiten (Non-   Durchführung
   touch-Technik)

— Grundlagen der Desinfektion	- den Begriff "Desinfektion" definieren - Hygienevorschriften der Operationsabteilung umsetzen und orientiert am Dienstweg folgerichtig handeln - das Desinfektionsmittelangebot und den Bedarf der Operationsabteilung benennen - den aktuellen Stand der Desinfektionsmittellisten nennen - die gebräuchlichen Desinfektionsmittel gemäß den Angaben anwenden und kontrollieren, unter Berücksichtigung der verschiedenen Wirkstoffgruppen - gebräuchliche Desinfektionsverfahren mit ihren Anwendungsbereichen nennen, Vor- und Nachteile definierter Verfahren aufzählen und sich fachlich einwandfrei verhalten - mögliche Gefahren beim Umgang mit Desinfektionsmitteln benennen und ggf. Gegenmaßnahmen ergreifen - Desinfektionsmaßnahmen im Rahmen der Zwischen- und Schlußdesinfektion gemäß den Erfordernissen und Gegebenheiten der Operationsabteilung durchführen, erläutern und überwachen - geeignete Desinfektionsmaßnahmen, die im septischen bzw. Seuchenfall anzuwenden sind, durchführen - Desinfektionsverfahren zur Aufbereitung thermolabiler Geräte anwenden
— Hände-, Haut- und Schleimhaut- desinfektion	- die hygienische Händedesinfektion durchführen - die Bedeutung der chirurgischen Händedesinfektion erläutern und die Methode beherrschen - die Notwendigkeit der korrekten chirurgischen Händedesinfektion zwischen 2 operativen Eingriffen begründen - die zu verwendenden Produkte nennen - Haut- und Schleimhautdesinfektionen am Patienten zu unterschiedlichen Eingriffen vorbereiten, ausführen bzw. dabei assistieren
— Berührungsloses Arbeiten (Non- touch-Technik)	- den Begriff "berührungsloses Arbeiten" definieren und seine Arbeitsweise darauf abstellen - Gefahren nicht korrekten Arbeitens erläutern

— Sterilisation

Definition, Verfahrensweisen
Sterilisatoren: Arten, Funktion, Umgang, Kontrolle, Fehlerquellen
Sterilisationsindikatoren: Arten, Handhabung, Auswertung, Dokumentation
Sterilgut: Transport, Lagerung, Bevorratung, Handhabung, Kontrolle

— Sterilisation

- den Begriff "Sterilisation" erläutern
- vorhandene Geräte beschicken und bedienen
  sowie Fehler in der Beschickung und Bedienung erkennen und sich situationsgerecht
  verhalten
- Gefahren bei der Handhabung von Sterilisa-
  tionsgeräten sowie Möglichkeiten zu deren
  Verhütung nennen und sich vorschriftsmäßig
  verhalten
- thermolabile, thermostabile Instrumente und
  Utensilien für die jeweilige Sterilisations-
  methode aufbereiten, die Sterilisation
  durchführen und überwachen
- zweckentsprechendes Verpackungsmaterial auswählen, die Verpackung ausführen und die
  Lagerung durchführen
- Sterilisationskontrollverfahren durchführen
- Sterilisationsindikatoren fachgerecht handhaben, Farbumschläge interpretieren und sich
  folgerichtig verhalten
- die Dokumentation von Sterilisationsabläufen
  vornehmen und begründen
- Sterilgut einwandfrei handhaben
- Lagerhaltung und Bevorratung durchführen
- abteilungsspezifische Ver- und Entsorgung
  für Sterilgut ausführen
- Sterilgüter unter Beachtung der Wegeführung
  und der Hygienerichtlinien transportieren
- unsteril gewordene Sterilgüter erkennen
  und sich folgerichtig verhalten
- Sterilgüter folgerichtig und fachlich korrekt öffnen und anreichen

— Entsorgung

Instrumente: Möglichkeiten, Wege, Handhabung, Kontrolle
Utensilien: Arten, Möglichkeiten, Wege, Handhabung, Kontrolle
Wäsche: Möglichkeiten, Wege, Handhabung, Kontrolle
Abfall: Arten, Möglichkeiten, Wege, Handhabung, Kontrolle

— Kooperation mit anderen Berufsgruppen

Reinigungspersonal: Dienstzeiten, Anleitung, Kontrolle, Kompetenzen

1.2 Unterweisung in Instrumenten- und Materialkunde (90 Stunden)

— Instrumente

Materialien, Handhabung, Kontrolle, exakte Bezeichnung, Anforderungen, Einkauf, Bevorratung, Lagerung, Zusammenstellung von Sieben und Sets

— Entsorgung
    - die Entsorgungsmaßnahmen in den Operations-
abteilungen durchführen
- Entsorgungsarbeiten delegieren und deren
Ausführung kontrollieren
- Entsorgungsmaßnahmen in septischen und
aseptischen Operationsabteilungen diffe-
renzieren, die unterschiedlichen Maßnahmen
anwenden
- die Entsorgungsmaßnahmen bei Erkrankungen
nach dem BSeuchG durchführen
- die Organisation der Instrumentenaufberei-
tung kennen und sich entsprechend verhalten
- die Instrumentenentsorgung und -aufberei-
tung im Ultraschallbecken vornehmen
- die Aufbereitung in Instrumentenspülen
durchführen und überwachen
- die Einteilung der Abfälle nach der Definition des BGA vornehmen und die Abfall-
entsorgungsmaßnahmen der Operationsabteilung durchführen
- die Gefahren bei Entsorgung von schneiden-
den, stechenden, flüssigen und festen Abfällen aufzählen und sich entsprechend
verhalten
- die Entsorgungsmaßnahmen bei septisch-
kontaminierten Abfällen sachgemäß durchführen
- die hygienischen Probleme beim Umgang mit
Untersuchungsmaterialien aufzählen und sich
entsprechend verhalten
- Versandbehältnisse korrekt beschriften,
mit Begleitschreiben versehen und bis zum
Versand vorschriftsmäßig lagern
- die abteilungsspezifische Wäscheentsorgung
ausführen
- die Gefahren bei unsachgemäßer Handhabung
von Wäschesäcken benennen und sich entsprechend verhalten

— Kooperation mit
anderen Berufs-
gruppen
    - die Dienstzeiten, Tätigkeitsmerkmale und
Kompetenzen des Reinigungspersonals aufzählen
- die Überwachungs-, Kontrollaufgaben sowie
die Verantwortung gegenüber dem Reinigungspersonal nennen, begründen und sich gemäß
den Erfordernissen verhalten

1.2 Unterweisung in Instrumenten- und Materialkunde (90 Stunden)

Der Lehrgangsteilnehmer kann

— Instrumente
    - Kenntnisse über die verschiedenen Materia-
lien aufweisen
- die Anforderungen an chirurgisches Instrumentarium nennen
- die exakte Bezeichnung und Handhabung der
Instrumente nennen
- Instrumente für bestimmte operative Eingriffe auf Sieben und Sets zusammenstellen
- die Funktionskontrolle von Instrumenten
durchführen

— Elektro- und Druckluftmotoren

Handhabung, Pflege, Kontrolle, Sterilisation, Lagerung

— Medizinisch-technische Geräte

Handhabung, Pflege, Kontrolle, Wartung, Fehler und Gefahren

— Instrumenten- und Materialaufbereitung

Folgerichtiger Ablauf: Desinfektion, Reinigung, Pflege, Kontrolle, Sortieren, Packen, Sterilisation, Lagerung
Fehler und Gefahren

— Implantate

Grundstoffe, Eigenschaften, Anwendungsbereiche, Handhabung, Reinigung, Verpackung, Sterilisation, Resterilisation, Lagerung, Fehler und Gefahren

— Verbrauchsmaterialien

Grundstoffe, Eigenschaften, Anwendungsbereiche, Handhabung, Reinigung, Verpackung, Sterilisation, Resterilisation, Lagerung

— Nahtmaterialien

Arten und Grundsubstanzen, Anforderungen, Fadenstruktur, Anwendungsbereiche von Nadel-Faden-Kombinationen, Einkauf, Bevorratung, Lagerung, Fehler und Gefahren

— Chirurgische Nadeln

Formen, Größen, Handhabung, Anwendungsbereiche

— Organisation der Ge- und Verbrauchsgüter

Einkauf, Anforderung, Bevorratung, sachgemäße Lagerung

— Elektro- und Druckluftmotoren	- verschiedene Motorsysteme nennen - Bohraufsätze und Handstücke für bestimmte Operationen handhaben - die Aufbereitung einschließlich Sterilisation sachgerecht durchführen
— Medizinisch-technische Geräte	- medizinisch-technische Geräte anschließen, bedienen und kontrollieren - Fehler und Gefahren bei der Anwendung erkennen und sich entsprechend verhalten - Desinfektion, Reinigung, Pflege und Wartung der Geräte durchführen
— Instrumenten- und Materialaufbereitung	- den folgerichtigen Ablauf der Instrumenten- und Materialaufbereitung durchführen - Fehler und Gefahren der Aufbereitung erkennen und durch entsprechendes Verhalten verhindern
— Implantate	- Grundstoffe, Eigenschaften sowie Anwendungsbereiche von Implantaten nennen und bei der Handhabung berücksichtigen - Möglichkeiten der Sterilisation und Resterilisation nennen und diese fachgerecht durchführen
— Verbrauchsmaterialien	- Grundstoffe und Eigenschaften verschiedener Verbrauchsgüter nennen und den Arbeitsbereichen entsprechend anwenden - den folgerichtigen Verlauf der Materialaufbereitung, sowie die sachgemäße Lagerung durchführen
— Nahtmaterialien	- unterschiedliche Arten von Nahtmaterialien sowie deren Grundsubstanzen nennen - Angaben über Anforderungen und Eigenschaften von Nahtmaterial machen - die Anwendungsbereiche von Faden und Nadel-Faden-Kombinationen nennen und sicher handhaben - Gefahren und Fehler im Umgang mit Nahtmaterial erkennen und beheben
— Chirurgische Nadeln	- Aussagen über Formen und Größen von chirurgischen Nadeln machen - chirurgische Nadeln ihren Anwendungsbereichen entsprechend sicher handhaben
— Organisation der Ge- und Verbrauchsgüter	- Prinzipien des wirtschaftlichen Umganges nennen - Einkauf, Anforderung und Bevorratung planen, sowie sachgemäße Lagerung durchführen

1.3 Unterweisung in prä-, intra- und postoperativen Maßnahmen und Verhaltensweisen (200 Stunden)

Am Patienten

— Übernahme   Möglichkeiten der Betreuung, Kontrolle der Patientenunterlagen, Kontrolle der stationären Vorbereitung, Fehlerquellen

— Einschleusen   Funktion der mechanischen Schleuse, Auswahlkriterien von OP-Tischplatte und Lagerungshilfsmitteln, hygienische Anforderungen

— Vorbereitungs-   Vitalfunktion, Überwachung
    raum   Dokumentation
                      Wärmehaushalt
                      Neutrale Elektrode, Blutleere, etc.: Anlegen, Kontrolle, Dokumentation

— Lagerung   Möglichkeiten, Notwendigkeiten, Durchführung Kontrolle, Fehlerquellen

— Notsituationen   Formen, Symptomatik, notwendige Sofortmaßnahmen

— Drainagen   Möglichkeiten, Fixation, Fehlerquellen, hygienische Maßnahmen

— Verbände   Arten, Formen, Materialien, Vorbereitung, Durchführung, Kontrolle

— Dokumentation   Notwendigkeiten, Möglichkeiten, Formen, Kontrolle

— Übergabe   Patientenakte, Kriterien, Fehlerquellen

1.3 Unterweisung in prä-, intra- und postoperativen Maßnahmen und Verhaltensweisen (200 Stunden)

Der Lehrgangsteilnehmer kann

<u>Am Patienten</u>

— Übernahme
- Patienten unter Beachtung der psychischen Situation übernehmen und betreuen
- die Kontrolle der Patientenunterlagen und stationären Vorbereitung durchführen

— Einschleusen
- die Funktion der mechanischen Schleuse erklären
- Patienten schonend, fachlich richtig und den hygienischen Anforderungen entsprechend in den OP-Bereich einschleusen
- entsprechend dem geplanten Eingriff OP-Tischplatte und Lagerungshilfsmittel auswählen und anwenden

— Vorbereitungsraum
- Patienten im OP-Bereich regelrecht vorbereiten und ggf. die Überwachung von Vitalfunktionen übernehmen
- die Problematik des Wärmeverlust erläutern und durch entsprechende Maßnahmen entgegenwirken

— Lagerung
- unterschiedliche Lagerungen vorschriftsmäßig durchführen und überwachen
- Fehler und Gefahren bei Lagerungen erkennen
- durch entsprechendes Verhalten Lagerungsschäden und Fehler verhindern

— Notsituationen
- auftretende Notsituationen mit den verschiedenen Symptomen erkennen
- notwendige Sofortmaßnahmen einleiten und/oder dabei assistieren

— Drainagen
- verschiedene Drainagesysteme sowie deren Anwendungsgebiete aufzählen
- bei Anschluß und Fixation von Drainagen assistieren
- mit Drainagen entsprechend den hygienischen Anforderungen umgehen

— Verbände
- den Arten und Formen entsprechend Verbandmaterial vorbereiten
- typische Verbände selbständig anlegen
- beim Anlegen von Gipsverbänden assistieren

— Dokumentation
- die sachliche und fachlich richtige Dokumentation von Patientendaten durchführen

— Übergabe
- mündliche Informationen korrekt weitergeben
- auf die Vollständigkeit der Patientenunterlagen achten
- Patienten vorschriftsmäßig übergeben

<u>Zur Operation</u>

— Vorbereitung   Waschraum, Einleitungsraum, Arbeitsraum:
   der Opera-   Überprüfen
   tionseinheit   Operationssaal: Überprüfen, Funktions-
                          kontrollen

— Instrumente,   Auswahl, Zusammenstellung, Funktionskon-
   Geräte,   trolle
   Materialien

- Arbeitsablauf   Planung, Organisation, Durchführung, Kon-
                          trolle

— Technische   Funktionskontrollen, Handhabung, Fehler-
   Geräte   quellen

— Sterile   Instrumente: Bereitstellung, Überprüfung
   Vorbereitung   Ge- und Verbrauchsgüter: Annahme, Hand-
                          habung, Kontrolle

— Haut-   Methoden, Durchführung, Fehlerquellen
   desinfektion

— Abdeckung   Möglichkeiten, Materialien, Durchführung,
                          Fehlerquellen

<u>Zur Operation</u>

Der Lehrgangsteilnehmer kann

— Vorbereitung
der Opera-
tionseinheit

- die Operationseinheit einschließlich Nebenräume zweckentsprechend und rationell vorbereiten
- alle Gegenstände und Materialien ihrem
richtigen und funktionsentsprechenden
Platz zuordnen
- die Vorbereitungsmaßnahmen auf Vollständigkeit überprüfen

— Instrumente,
Geräte,
Materialien

- Instrumente und sonstiges Zubehör für eine
Operation selbständig auswählen und zusammenstellen
- die Funktion der medizinisch-technischen
Geräte kontrollieren

— Arbeitsablauf

- anhand des Operationsplans die anfallenden
Arbeiten planen und organisieren
- die Reihenfolge des Arbeitsablaufs erfassen
und folgerichtig durchführen
- Tätigkeiten delegieren und deren Durchführung kontrollieren

— Technische
Geräte

- technische Geräte entsprechend den verschiedenen Einsatzmöglichkeiten bedienen
- vor Einsatz der Geräte die Funktionstüch-
tigkeit überprüfen
- durch sachgemäßen Umgang Fehler und Schäden
verhindern

— Sterile
Vorbereitung

- Instrumente, Ge- und Verbrauchsgüter entsprechend einem operativen Eingriff bereit-
stellen
- Instrumente und Materialien auf Instrumen-
tiertische anordnen und ihre Funktion
überprüfen
- benötigte Materialien unter Beachtung der
hygienischen Anforderungen entgegennehmen

— Haut-
desinfektion

- verschiedene Methoden der Hautdesinfektion
nennen
- Vorbereitung und ggf. Durchführung der
Hautdesinfektion ausführen
- durch sachgerechten Umgang mit Desinfek-
tionsmitteln Fehlerquellen ausschalten

— Abdeckung

- verschiedene Abdeckmaterialien handhaben
und bei der Patientenabdeckung assistieren
- Möglichkeiten der Abdeckung aufzeigen sowie auf Vorteile, Nachteile und Fehlerquellen der einzelnen Methoden hinweisen

<u>Während der Operation</u>

— Operations-   Unsterile Assistenz, Instrumentation
  verlauf

— Septischer   Sofortmaßnahmen, Entsorgung gemäß BGA
  Operations-   und DGHM
  verlauf

— Untersuchungs- Entgegennahme, Versorgung, Beschriftung,
  material   Versand

— Intraoperative Durchführung, Dokumentation
  Kontrolle

<u>Nach der Operation</u>

— Entsorgung   Durchführung, Kontrolle

— Nachbereitung   Überprüfung, Durchführung, Kontrolle,
  der Operations- Wartung
  einheit

<u>1.4 Unterweisung in der Verhütung von Betriebsunfällen und folge-
    richtigem Handeln in diesen Situationen (20 Stunden)</u>

— Zuständigkeit   Ansprechpartner, arbeitsmedizinische Vorsorge
  und Verantwor-
  tungen im Ar-
  beitsschutz

<u>Während der Operation</u>

Der Lehrgangsteilnehmer kann

— Operations-
   verlauf
- als unsterile Saalassistenz den Operations-
  verlauf beobachten sowie die benötigten
  Materialien selbständig anreichen
- als Instrumentierender den Operationsver-
  lauf verfolgen, situationsgerecht instrumentieren und benötigte Materialien annehmen

— Septischer
   Operations-
   verlauf
- im Falle einer unerwarteten septischen
  Operation adäquat handeln
- die für den Operationsdienst relevanten
  Auszüge des BSeuchG und die Richtlinien
  des BGA bei Entsorgungsmaßnahmen anwenden

— Untersuchungs-
   material
- Untersuchungsmaterialien entgegennehmen,
  verpacken, beschriften und versenden

— Intraoperative
   Kontrolle
- die notwendige Kontrolle von Instrumenten
  und Materialien während Operationen begründen und durchführen
- eine vollständige, korrekte Dokumentation
  des Operationsverlaufs und eventueller
  Besonderheiten ausführen

<u>Nach der Operation</u>

Der Lehrgangsteilnehmer kann

— Entsorgung
- nach Beendigung von Operationen die gesamte
  Entsorgung ordnungsgemäß durchführen und
  kontrollieren

— Nachbereitung
   der Operations-
   einheit
- die Operationseinheit einschließlich der
  Nebenräume nachbereiten und kontrollieren
- medizinisch-technische Geräte desinfizie-
  ren, reinigen, pflegen und ein Teil der
  Wartung durchführen

1.4 Unterweisung in der Verhütung von Betriebsunfällen und folge-richtigem Handeln in diesen Situationen (20 Stunden)

Der Lehrgangsteilnehmer kann

— Zuständigkeit
   und Verantwor-
   tungen im Ar-
   beitsschutz
- die Ansprechpartner für den Arbeitsschutz
  nennen und Schadensmeldungen weiterleiten
- die Indikationen zur arbeitsmedizinischen
  Vorsorgeuntersuchung des Krankenhausperso-
  nals nennen und sich gemäß diesen Regelungen verhalten

— Unfallverhütung   Gesundheitliche Risiken, Unfallschutzbestim-
mungen, Erste-Hilfe-Maßnahmen

— Brand- und   Gefahrenquellen, Patienten- und Personal-
  Explosions-   sicherheit, Sicherheitsbestimmungen
  schutz

— Infektions-   Gesundheitliche Risiken, Unfallverhütung,
  verhütung   Unfallverhütungsvorschriften

— Berufsschäden   Ursachen, Verhütung

— Unfallverhütung
- insbesondere die gesundheitlichen Risiken beim Tragen schwerer Lasten nennen und sich situationsgerecht verhalten
- die für den Operationsdienst geeignete Schutzkleidung und Schuhwerk gemäß den Bestimmungen und Erfordernissen tragen
- begründen, warum das Tragen von Schmuck im Operationsbereich risikoreich und gesundheitsgefährdend ist
- Sicherheitsprobleme, die in einer Operationsabteilung auftreten, nennen und sich fachlich einwandfrei verhalten
- Schäden, die durch chemische und physikalische Elemente verursacht werden, mit geeigneten Schutzmaßnahmen verhindern
- Erste-Hilfe-Maßnahmen einleiten bzw. durchführen sowie darüber hinaus lebensbedrohliche Zustände erkennen und folgerichtig handeln

— Brand- und Explosions- schutz
- die in der Operationsabteilung vorhandenen zünd- und explosionsfähigen Stoffe nennen und durch ordnungsgemäßen Umfang Gefahren verhindern
- sich entsprechend den Sicherheitsbestimmungen verhalten
- die Überwachungs- und Kontrollsysteme für elektrische Anlagen der Operationsabteilung nennen und sich folgerichtig verhalten
- den Fluchtplan lesen und sich die Fluchtwege in seiner Abteilung einprägen
- die Feuerlöscherstandorte des Operationsbereichs nennen und notfalls bedienen

— Infektions- verhütung
- die wesentlichen Inhalte der Unfallverhütungsvorschriften für den Operationsbereich erläutern und sich gemäß diesen Vorschriften verhalten
- die Pflichten des Arbeitgebers und des Arbeitnehmers im Rahmen der Unfallverhütung angeben
- gesundheitliche Risiken und unfallbegünstigende Faktoren nennen und durch geeignete Maßnahmen ausschalten

— Berufsschäden
- Berufsschäden, die in Operationsabteilungen erworben werden können, nennen und sein Arbeitsverhalten darauf einstellen

1.5 Erkundungspraktika (60 Stunden)

— Firmenbesuche	Information, Herstellungsmethoden, Materialien, Rohstoffverarbeitung
— Tagungen und Ausstellungen	Information, neue Materialien und Instrumentarium, verbesserte Operationsmethoden, rationellere Arbeitsmethoden
— Besuch von Operationsabteilungen	Information, Organisationsformen, Arbeitsweisen, Arbeitsabläufe

2 Praxisgespräche (40 Stunden)

— Informationsgespräche

— Gespräche zur Konfliktbewältigung

— Gespräche mit sachlich orientierten Themen

1.5 Erkundungspraktika (60 Stunden)

Im Rahmen der praktischen Weiterbildung kann dem Lehrgangsteilnehmer
Gelegenheit gegeben werden

- Firmen zu besuchen

- fachbezogene Ausstellungen und Tagungen
  zu besuchen

- Operationsabteilungen anderer Krankenhäuser
  kennenzulernen

2 Praxisgespräche (40 Stunden)

Die Lehrgangsteilnehmer haben die Möglichkeit, durch Praxisgespräche
mit der Lehrgangsleitung, den Abteilungsleitungen, den Praxisanleitern
und Mitarbeitern

- Informationen zu sammeln

- Konflikte und Probleme zu bewältigen

- Kritik und Korrekturvorschläge zu erfahren

4. Anhang. Operationskatalog für Betriebsvergleiche *

(Seiten 134 - 146)

Wissenschaftlicher Oberrat H.-G. Höhn
Gesundheitsbehörde Hamburg

Im Jahrgang 1956 der "Anstalts-Umschau" veröffentlichte ich einen Operationskatalog
für Betriebsvergleiche. Dieser Katalog wurde 1954 in Hamburg geschaffen, um ein ge-
wisses Schema zu haben, nach dem in der Kostenstellenrechnung die Kosten der OP-Säle
auf die chirurgischen Abteilungen umgelegt werden können. Die Operationsleistungen
wurden dabei unterteilt in große, mittlere und kleine Operationen, außerdem noch in
große und kleine Gipse sowie diagnostische Eingriffe, die in den OP-Sälen durchgeführt werden.

Der damalige Katalog wurde nach eingehenden Besprechungen zwischen den Chefärzten
und dem Leiter der Kostenstellenrechnung von ersteren in Zusammenarbeit mit ihren
Fachkollegen erstellt. Bei der Bewertung der Operationen nach großen, mittleren und
kleinen wurde vom Zeit- und Materialaufwand ausgegangen. Als Verhältniszahlen der
großen zu den mittleren und den kleinen Operationen wurden dabei 9:5:2 errechnet.
In den letzten Jahren zeigte sich jedoch, daß dieser Operationskatalog überholt ist,
da in den chirurgischen Disziplinen weitere Spezialisierungen erfolgten und neue
Operationsmethoden aufkamen. Aus diesem Grund wurde im vergangenen Jahr mit einer
Neubearbeitung des Operationskatalogs für die Hamburger staatlichen Großkrankenhäuser durch eine Kommission von Chefärzten der chirurgischen Disziplinen begonnen und
in diesem Jahr abgeschlossen.

Der alte Katalog war unterteilt in die Fächer Chirurgie, Gynäkologie, Ophthalmologie
sowie Hals-, Nasen- und Ohrenheilkunde. Der jetzt gültige Katalog umfaßt neue chirurgische Fächer, und zwar: Allgemeine Chirurgie, Urologie, Handchirurgie, Orthopädie,
Gynäkologie und Geburtshilfe, Ophthalmologie, Hals-, Nasen- und Ohrenheilkunde, Neurochirurgie, Kieferchirurgie. Bei der Beurteilung des Schwierigkeitsgrades wurden
wieder die bereits genannten Wertzahlen 9:5:2 zugrundegelegt.

Im folgenden ist der neue Hamburger Operationskatalog wiedergegeben. Ich darf noch
darauf hinweisen, daß dieser Katalog genau wie die Hamburger Punktwerttabellen auf
die Verhältnisse der Hamburger staatlichen Großkrankenhäuser abgestimmt wurde.

ALLGEMEINE CHRIRUGIE

I. Große Operationen

A. Schädel: Sämtliche Trepanationen

B. Hals: Strumektomie, Halszysten, ausgedehnte Drüsenexstirpationen, Gefäßoperationen (Aneurysmen), Eingriffe am Ösophagus

C. Brustkorb: Mammaradikaloperationen, sämtliche Thorakotomien mit Eröffnung der
   Pleura mit und ohne Rippenresektion, thorakale Sympathektomien, Pleuraemphyseme,
   Probeexzisionen aus der Lunge, Lungenresektionen, Thorakoplastik, transthorakale

---

* Aus: Krankenhausumschau 2/1972.

Eingriffe am Ösophagus, kombinierte thorako-abdominelle Eingriffe am Verdauungs-
system, herzchirurgische Eingriffe, Chirurgie des Zwerchfells

D. Bauch: Magenresektionen, Milzentfernungen, Eingriffe am Choledochus und Leber-
system mit und ohne Cholangiographie, Eingriffe am Pankreas, Appendektomie bei
Peritonitis, Dünn- und Dickdarmresektionen, komplizierte Ileus/Darmoperationen
bei vorausgegangenen Operationen, große Narbenbrüche mit Plastiken, sämtliche
akzidentelle Verletzungen mit Eröffnung des Peritoneums, große innere und äußere
Brüche mit und ohne Inkarzerationen. Eingriffe an den Gefäßen der Eingeweide
und der Nieren. Eingriffe an der Bauchaorta und der unteren Hohlvene

E. Becken (ohne Gynäkologie und Urologie): Rektumchirurgie, Eingriffe an den Becken-
arterien und Venen

F. Eingeweidebrüche: Sämtliche innere Bauchbrüche

G. Knochensystem und Extremitäten: Eingriffe an der Wirbelsäule, die gesamte operative Frakturenbehandlung, gleich welcher Methode, Gelenkplastiken mit und ohne
Prothetik, Arthrodesen (orthopädische Eingriffe hier nicht aufgeführt), Eingriffe
am Arterien- und Venensystem der oberen und unteren Extremität

H. Plastische Operationen: Alle großen Gesichtsplastiken zur Beseitung von Narben
und Entstellungen mit Haut- und Knochenplastik. Größere entsprechende Plastiken
am Hals. Doppelseitige Mammaplastik. Plastische Eingriffe am Bauch zur Beseitigung von großen Narbenhernien. Alle plastischen Eingriffe am Arm und Bein mit
Verwendung von Lappenplastik (auch bei Knochendefekten und bei Elephantiasis).
Wiederherstellungschirurgie an Händen und Fingern (Abschnitt Fingerchirurgie).

I. Gefäßoperationen: Sämtliche operativen Eingriffe im Bereich der Arterien (Des-
obliterationen mit und ohne Prothetik), lumbale und perarterielle Sympathektomien, Shuntoperationen

K. Primäre Versorgung Schwerverletzter: Versorgung komplizierter Wunden

II. Mittlere Operationen

A. Schädel: Chirurgische Behandlung extrakranieller entzündlicher Prozesse

B. Hals: Karbunkelspaltung im Nacken, Halsphlegmone, Mundbodenphlegmone, mittlere
Drüsenoperationen, isolierte Zystenentfernung aus der Struma. Tracheotomie

C. Brustkorb: Probeexzision aus der Mamma. Einfache Mammaamputation. Empyembehand-
lung mittels Trokar oder Punktion. Erweiterte Mediastinoskopie

D. Bauch: Gastroenteroanastomose. Fistelbildungen am Magen oder Dick-/Dünndarm.
Einfache Appendektomie. Anus-praeter-Anlage. Anus-praeter-Rückverlagerung.
Cholezystektomie bei isolierter Cholezystolithiasis

E. Becken: s. Bauch; s. Urologie

F. Eingeweidebrüche: Einfache und komplizierte äußere Brüche einschließlich der
Mittellinienbrüche und der Narbenbrüche (ohne Plastik)

G. Knochensystem und Extremitäten: Alle übrigen blutigen Operationen bei Frakturen
mit Drahtumschlingungen und dergleichen, Amputationen, Chirurgie in mittleren
und kleinen Gelenken. Eröffnen von Panaritien mit Sehnenscheidenbeteiligung.
Halux-valgus- und Hammerzehenoperationen. Dupuytren-Operation. Peridurale Anästhesie, peridurale Plombe

H. Plastische Operationen: Kleinere plastische Eingriffe mit Hautspaltlappen

I. Gefäßoperationen: Schrittmacherimplantationen, Schrittmacherwechsel, Kavakatheder, Varizenoperationen

K. Wundversorgung: Versorgung größerer Wunden mit Sehnen- und Nervenverletzungen

III. Kleine Operationen

Entfernung kleinerer Hauttumoren, Versorgung kleiner Hautwunden, Amputation von Fingern und Zehen, Anlegen einer Drahtextension. Punktion der großen Körperhöhlen und Gelenke aus therapeutischen Gründen

IV. Gipsverbände

A. Große: Beckengips, Schultergips mit Thorax, Extensionsgipse, Gipskorsett

B. Mittlere Gipse: Oberschenkelgipse, Oberarmgips, Kopf-/Hals-Gipsverband

C. Kleinere Gipse: Restliche Gipsverbände einschließlich Zinkleimverband

V. Diagnostische Eingriffe

Zystoskopie, Rektoskopie, Proktoskopie, Mediastinoskopien, Bronchoskopien, Ösophaguskopien, Stanzbiospien (Leber, Niere, Prostata usw.)

UROLOGIE

Außergewöhnlich große Operationen, die über den normalen, zeitlichen und personellen Aufwand hinausgehen:
Nierentransplantationen, retroperitoneale Lymphadenektomie

I. Große Operationen

A. Niere: Pyelotomie, Nephrotomie, Nierenfistelung, Nierenresektion, Nephrektomie, Nephropexie, plastische Operationen an der Niere, Nierengefäßoperationen

B. Harnleiter: Ureterotomie, Ureterektomie, Ureterplastik, Ureterneueinpflanzung, Ureter-Darm-Anastomose, Ureter-Haut-Fistel, Ureterolyse

C. Blase, Prostata: Zystektomie, Blasenwandresektion, Divertikulektomie, Blasenplastik, Inkontinenzoperation, Blasenscheidenfisteloperation, Prostatektomie

D. Harnröhre/ Urethraplastik bei Fehlbildung oder Striktur, Urethrafistel-Op., Versorgung von Harnröhrenverletzungen

E. Geschlechtsorgane: Penisplastik, Bauchhoden-Op., Epididymovasostomie, Vesikulektomie, Emaskulation, Versorgung schwerer Verletzungen

F. Transurethrale Eingriffe: Prostataelektroresektionen, Elektroresektion großer Blasentumoren

II. Mittlere Eingriffe

Diagnostische Laparotomie, Nierenfreilegung, offene Nierenbiopsie, Eröffnung eines paranephritischen Abszesses, offene Prostatabiopsie, Zystotomie, Urethrotomie, Urethradivertikulektomie, Penisamputation, Hydrozelen-Op., Varikozelen-Op., Spermatozelen-Op., Leistenhoden-Op., Epididymektomie, Orchiektomie, Lumbalanästhesie, Periduralanästhesie
Transurethreale Eingriffe: Blasensteinzertrümmerung: Fremdkörperentfernung, Elektroresektion und Koagulation mittleren Blasentumoren und Sphinktersklerose, Ureterschlingenanwendung

III. Kleine Operationen

Offene Hodenbiopsie, Vasographie, Vasotomie, Meatotomie, Phimose-Op., Frenulo-
tomie, Venae sectio, Prostatapunktion und -biopsie, perkutane Nierenbiopsie,
suprapubische Blasenfistelung mit Trokar, Harnröhrenstrikturbougierung, transurethrale Probeexzision, transurethrale Elektroresektion bzw. -koagulation
kleiner Blasentumoren, Ostiumschlitzung, Hormonimplantation, Einlage eines
Peritonealdialysekatheters

IV. Diagnostische Eingriffe

Zystoskopie, Urethroskopie, Rektoskopie, Katheterismus, Blasenspülung, Ureter-
sondierung, vaginale Spekulumuntersuchung, Zystographie, Urethrographie, Blasen-
druckmessung, Prostataexprimatgewinnung, Uroflowmetrie, Harnröhrenanästhesie

HANDCHIRURGIE

I. Große Operationen

Blutige Einrichtung einer Fraktur oder Pseudarthrose an Finger- oder Mittelhand-
knochen mit Osteosynthese
Blutige Einrichtung mit Fixation einer Bennett-Fraktur
Operation einer Kahnbeinpseudarthrose (Verschraubung oder Operation nach Matti-
Russe
Verkürzungsosteotomie der Speiche mit Fixation oder Verlängerungsosteotomie der
Elle mit Fixation
Umstellosteotomie oder Verlängerungsosteotomie eines Finger- oder Daumengliedes
Operative Versteifung des Handgelenks
Operative Arthrolyse eines kleinen oder großen Gelenks
Resektionsarthroplastik von einem oder mehreren kleinen Gelenken oder Resektions-
arthroplastik eines großen Gelenks
Arthroplastik mit Kunstgelenkinterposition an einem oder mehreren kleinen Gelenken
Arthroplastik mit Kunstgelenkinterposition an einem großen Gelenk
Umstellosteotomie gelenknahe an einem Gliedmaßenabschnitt, auch an den Knochen
von Hand und Fingern
Gelenkdenervierungsoperation am Handgelenk oder an Fingergelenken
Synovektomie oder erweiterte Synovektomie eines größeren Gelenks
Synovektomie mehrerer Sehnenscheidenfächer
Freie Sehnenverpflanzung einer oder mehrerer Sehnen
Zweizeitige Sehnenverpflanzung 1. Sitzung
Zweizeitige Sehnenverpflanzung 2. Sitzung
Operative Tenolyse an mehreren Sehnen
Partielle Fasziektomie bei Dupuytren-Krankheit
Radikale Fasziektomie bei Dupuytren-Krankheit
Faszikuläre Naht eines Nervenstamms
Neuromverlagerung in den Knochen
Freie Nervenverpflanzung
Ausgedehnte Verschiebelappenplastik
Gekreuzte Fingerlappenplastik
Gestielte Fernlappenplastik 1. Sitzung
Türflügel- oder Muffplastik 1. Sitzung
Rundstiellappenplastik 1. Sitzung und jede Weiterverpflanzung
Freie Hautverpflanzung, mittlere oder große Bezirke
Neurovaskulärer Insellappen zum Sensibilitätsersatz am Daumen oder anderen
Fingern
Syndaktylieoperation

II. Mittlere Operationen

Knochenspan- oder Spongiosaentnahme
Knochenspan- oder Spongiosaeinpflanzung
Entfernung von Osteosynthesematerial (Platten oder Schrauben)
Arthrotomie eines kleinen Gelenks
Synovektomie eines kleinen Gelenks
Synovektomie von einem oder wenigen Sehnenscheidenfächern
Bandnaht oder Bandreinsertion, kleines Gelenk
Tenodese eines kleinen Gelenks
Tenodese des Handgelenks
Naht oder Reinsertion einer Sehne
Operative Tenolyse einer Sehne
Operation einer Epikondylitis am Ellengelenk mit Denervierung
Naht eines Fingernervs
Epineurale Naht (adaptierende Naht) eines großen Nervs
Nervendekompressionsoperation
Entfernung eines tiefen Fremdkörpers
Entfernung eines tiefen gutartigen Tumors oder eines im Knochen gelegenen Tumors
Narbenexzision mit einer oder mehreren Z-Plastiken
Kleine Verschiebelappenplastik
Kleine gestielte Fernlappenplastik 1. Sitzung und weitere Sitzungen
Türflügel- oder Muffplastik 2. Sitzung
Rundstiellappenplastik, Lappeneinkerbung
Freie Hautverpflanzung, kleinerer Bezirk
Nagelbett- oder Nagelwallplastik

III. Kleine Operationen

Einrichtung und perkutane Drahtfixation einer Fraktur
Perkutane temporäre Gelenksversteifung
Stiftentfernung
Sehnenscheidenspaltung bei schnellendem Finger oder chronischer Sehnenscheiden-
einengung
Fasziotomie (Strangdurchtrennung) bei Dupuytren-Krankheit
Neuromentfernung
Entfernung eines oberflächlichen Tumors oder Fremdkörpers

ORTHOPÄDIE

I. Große Operationen

A. Wirbelsäule: Skoliose, Bandscheibenschaden, Spondylitis, plastische Spananlage-
rung, Laminektomie, Eröffnung des Iliosakralgelenks, Steißbeinresektion (Kokzy-
godynie), Schiefhalsplastik (wegen der besonderen, anatomisch bedingten Gefahren-
situation), Thoraxplastiken (Trichterbrust, Hühnerbrust)

B. Extremitäten: Arthrodesen oder Exartikulationen des Schulter-, Ellbogen-, Hüft-,
Knie- und Sprunggelenks, die schwierigen Operationen am Ellbogengelenk; offene
Repositionen von intraartikulären oder gelenknahen Frakturen, Arthrodese des
Ellbogengelenks, Radiusköpfchenresektion mit gleichzeitiger Mobilisation der
Pro- und Supination
Operationen am Beckenskelett: Hemipelvektomien, Hüftpfannendachplastiken (Spitzy,
Lance, Chiari), Operationen am Scham- und Sitzbein (Sequestrotomien)
Offene Hüftgelenkoperationen: blutige Reposition der angeborenen oder traumati-
schen Hüftluxation, Osteochondritis dissecans des Hüftkopfes, Herdausräumung
aus dem Hüftpfannenbereich (Brodie-Abszeß, Tumoren), totale Hüftendoprothesen-
plastik, Moore-Prothesenplastik, Hüftkopfresektion, Hüftgelenkarthrodese, die
hüftgelenknahe Osteotomie des Oberschenkels (einschließlich der Derotations-
Varisierungsosteotomie), übrige Osteotomien am Oberschenkel (X-Bein, O-Bein),

Verlängerungs-Verkürzungs-Osteotomien, blutige Reposition der juvenilen Hüft-
epiphysenlösung (mit und ohne Osteosynthese), Voß-Hängehüfte, Schenkelhalsfrakturen (Reposition mit Osteosynthese)
Am Kniegelenk: Meniskotomie, Kreuzbandplastik, Seitenbandplastik, Osteochondritis dissecans, Chondropathie der Patella, ausgedehnte Hoffa-Fettkörperresektion,
habituelle und traumatische Knieluxation (einschließlich der Patellaluxation),
Synovektomie, Gelenkmausentfernung, intraartikuläre und kniegelenknahe Frakturen
Unterschenkel: achsenkorrigierende Osteotomien (O-Bein, X-Bein, Säbelbein, Genu
recurvatum), Amputationen, Verschraubungen und Nagelungen (an Becken, Ober- und
Unterschenkel, Ober- und Unterarm)

II. Mittlere Operationen

Iliosakralganglion, schnappende Hüfte, Spinamuskelablösung, Adduktorentenotomie,
Saphenaunterbindung, Varikosisexstirpation nach Babcock
Kniegelenk: kartilaginäre Exostosen, Tuberositas-tibiae-Plastik bei Schlatter-
Leiden
Fußgelenk: Osteochondritis der Talusrolle, dorsolaterale Keilosteotomie des Fuß-
skeletts (Klumpfuß, Hohlfuß), Hallux-valgus-Plastik kombiniert nach Brandes,
Sehnentransplantation am Fuß (einschließlich der Scherb-Plastik), blutige Re-
position und Osteosynthese der Fersenbeinfraktur, Achillotomie, Vulpius-Plastik,
Knöchelbrüche (einschließlich der bimalleolären Luxationsfraktur mit Volkmann-
Dreieck)
Ellbogengelenk: Hohmann-Plastik bei Epicondylitis humeri radialis et ulnaris,
Osteochondritis dissecans der Humeruskondylenrolle, Gelenkmausentfernung,
Bizepssehnenruptur, Beugesehnenverlängerung (bei Ellbogenkontraktur)
Handgelenk: Arthrodese, blutige Korrektur deform geheilter Frakturen, Herdaus-
räumung (bei Lunatummalazie und Navikularepseudarthrose), offene Reposition bei
Bennet-Fraktur des Daumenstrahls, Exstirpation der Dupuytren-Kontrakturen,
de-Quervain-Plastik
Plastische Operationen: Syndaktylietrennung, Phalangisation, Daumenbildung, kom-
binierte Muskel-Sehnen-Plastiken, Schanz-Schraubenentfernung, Metallentfernung
an der Wirbelsäule, Resektionen bei angeborenen amniotischen Abschnürungen der
Extremitäten

III. Kleine Operationen

Oberflächliche Ganglien an der Wirbelsäule interspinal und iliosakral, angebore-
ner Schulterblatthochstand, Resektion des Akromioklavikulagelenks, Arthrodese
bei Arthrose oder Entzündungsprozeß des Akromioklavikulagelenks, gut zugängliche
Ganglien, Exostosen, Exstirpation, schnellender Finger, Hammerzehe, Clavusexzision,
Unguis incarnatus (eingewachsener Nagel), Keilexzision des Nagelbetts, Fußsohlen-
schwielen, Fußsohlenulzera, Warzenentfernung, Nagelungen und Amputationen an
Fingern und Zehen, diagnostische Eingriffe (Probeexzisionen, Fistelexzisionen,
Oszillographien, Röntgenkontrastdarstellungen der Extremitätengelenke)

IV. Gipsverbände

Große Gipse: Becken-Bein-Gips, Becken-Bein-Fuß-Gips, Oberschenkel-Fuß-Gips,
Thorax-Arm-Gips, Thorax-Kopf-Gips, Bauchliegeschale, Rückenliegeschale, Gips-
korsett
Mittlere Gipse: Oberschenkelliegeschale, Knietutor, Oberarmtutor, Unterschenkel-
gips
Kleine Gipse: Gipsschuhe, Unterschenkeltutor, Unterarm-Hand-Gipsverband

GYNÄKOLOGIE UND GEBURTSHILFE

I. Große Operationen

1. Erweiterte Exstirpation des Uterus bei Carcinoma colli uteri nach Wertheim oder Wertheim-Meigs
2. Einfache Totalexstirpation des Uterus mit oder ohne Adnexe
3. Supravaginale Uterusamputation mit oder ohne Adnexe
4. Operationen bei Fehlbildungen des Uterus
5. Alle Sterilitätsoperationen
6. Alle Operationen bei Peritonitis
7. Alle Operationen am Ureter, Nephrektomien, Nephrotomien, Pyelotomien
8. Resektion des Plexus hypogastricus oranialis (nach Cotte)
9. Alle Operationen zur Beseitigung von Fisteln der Harnwege (Ureterimplantation usw.)
10. Alle Ileusoperationen. Alle Operationen mit Versorgung größerer Darmläsionen
11. Alle vaginalen Operationen mit zusätzlicher Laparotomie
12. Plastische Operation der Bauchdecken, auch größere Bauchwandhernien, operative Behandlung eines Platzbauchs
13. Abdominale Operationen bei Prolaps der blindenden Scheide
14. Operative Versorgung von Uterusperforationen
15. Inkarzerierte Hernien
16. Perityphlitische Abszesse
17. Einfache Brustdrüsenentfernung (Mastektomien), Radikaloperation beim Brustkrebs nach Halsted

Operationen an den Adnexen der Gebärmutter:

18. Operation einer Extrauteringravidität mit Tubarruptur oder Hämatozele
19. Operation an den entzündlich veränderten Adnexen
20. Intraligamentär und pseudointraligamentär entwickelte Ovarialzysten
21. Stielgedrehte Ovarialtumoren
22. Bösartige Ovarialtumoren und Tubengeschwülste

Vaginale Operationen:

23. Vaginale Radikaloperation des Carcinoma colli uteri
24. Totale und subtotale Entfernung des Uterus mit oder ohne plastische Operation sowie mit oder ohne Entfernung der Adnexe
25. Operationen bei bösartigen Geschwülsten der Vulva, Exstirpation der Vulva
26. Vordere Scheiden- und Blasenbodenplastik zusammen mit hinterer Scheiden-, Beckenboden- und Dammplastik mit oder ohne Portioamputation

Alle Operationen zur Wiederherstellung des aktiven Blasenverschlusses (außer einfacher Wandplastik):

27. Manchester-Operation (Fothergill)
28. Marshall-Marchetti-Operation
29. Operation alter, totaler Dammrisse, Dammplastiken bei Stuhlinkontinenz
30. Alle vaginalen Fisteloperationen
31. Urethraplastiken
32. Bildung einer künstlichen Scheide

Geburtshilfliche Operationen:

33. Abdominale oder vaginale Schnittentbindung

II. Mittlere Operationen

1. Einfache abdominale oder vaginale Ovariotomien, auch Kastration
2. Einfache abdominale oder vaginale Saopingektomien oder Resektion der Tube
3. Abdominale oder vaginale Lagekorrektur des Uterus
4. Abdominale, vaginale oder inguinale Sterilisation durch Unwegsammachung der Tuben

5. Abdominale oder vaginale Entfernung einzelner Myomknoten unter Erhaltung des Uterus
6. Diagnostische Laparotomien
7. Unkomplizierte Bruchoperationen
8. Sekundärnaht einer Wunddehiszenz (außer Platzbauch)
9. Portioamputation oder Plastik an der Portio
10. Entfernen von Scheidenzysten, Zysten der Bartholini-Drüse, gutartige Tumoren der Vulva
11. Einfache vordere Scheiden- und Blasenbodenplastiken
12. Einfache hintere Scheiden-, Beckenboden- und Dammplastiken
13. Interpositio vesicovaginalis
14. Partielle Kolpokleisis
15. Hysterotomia vag. ant. (Gyn.)
16. Coecotomia vag. post.
17. Totale Kolpokleisis bei blindender Scheide
18. Erweiternde plastische Operationen von Scheide und Introitus vaginae (außer einfachen Inzisionen)
19. Operationen bei gedoppelter Scheide
20. Umschneidung der Vulva bei Pruritis (Horn-Operation)
21. Ausgedehnte Narbenkorrekturen am Damm oder Abdomen
22. Anlegen eines Anus praeter naturalis
23. Einfache Appendektomie
24. Analfisteln und -fissuren, Hämorrhoidaloperationen
25. Schlingenoperation bei Ureterstein
26. Beckenendlagen (Manualhilfe und Extraktion)
27. Zangengeburten
28. Vakuumextraktion
29. Dammschnitte und andere geburtshilfliche Operationen, Wendungen usw.

III. Kleine Operationen

1. Inzisionen, Probeexzisionen am äußeren Genitale der Portio oder der Mamma usw. inklusive Naht
2. Kaustik der Portio oder des C.K.
3. Elektrochirurgisches Abtragen von Condylomata acc., Urethralpolypen u.ä.
4. Abrasionen inklusive Dilatation, Entfernen von Zervixpolypen
5. Radiumeinlagen
6. Radiogoldinstillation
7. Zirkumzision
8. Muttermunddehnung
9. Blasensprengung

   Einfache diagnostische Eingriffe:

   Zystoskopie, Rektroskopie, Pyelographie, Douglasskopie, Laparoskopie, Amniozenthese, Plazentographien, Echolot, Lymphographien, Mammographien

OPHTHALMOLOGIE

I. Große Operationen

1. Netzhautoperationen
   a) Diathermiekoagulation, Kältekoagulation, Lichtkoagulation
   b) Skleraresektion
   c) Plombenaufnähung
   d) Cerclage
2. Glaskörperoperationen
   a) Punktion
   b) Entfernung von Fremdkörpern

142

3. Linsenoperationen
   a) Intrakapsuläre Linsenextraktion
   b) Extrakapsuläre Linsenextraktion
   c) Linsenablassung
   d) Nachstardurchtrennung mit Schere
4. Glaukomoperationen
   a) Elliot
   b) Scheie
   c) Iridektomie, Iridenkleisis
   d) Zyklodialyse
   e) Zyklodiathermiepunktur mit Muskelunterbindung
   f) Ablassung einer Aderhautamotio
   g) Fisteldeckung
5. Operationen am Ziliarkörper und der Iris
   a) Entfernung eines Ziliarkörpertumors
   b) Entfernung eines Iristumors
   c) Entfernung eines Fremdkörpers
   d) Pupillenerweiterung und Pupillenbildung durch Lichtkoagulation
   e) Iridotomie
6. Operationen in der Vorderkammer
   a) Entfernen eines Fremdkörpers
   b) Entfernen einer Zyste
7. Hornhautoperationen
   a) Perforierende Keratoplastik
   b) Lamellierende Keratoplastik
   c) Naht einer Perforationswunde
8. Operationen an den Augenmuskeln
   a) Verlagerung von Muskeln (z.B. Hummelsheim)
   b) Verkürzung oder Rücklagerung an einem der schrägen Augenmuskeln
9. Operation an der Tränendrüse
   a) Entfernen eines Tumors
10. Operationen am Tränensack
    a) Toti
11. Operationen an den Lidern
    a) Ptosisoperation
    b) Große Verschiebeplastiken
    c) Freie Plastiken
12. Operationen in der Orbita
    a) Entfernen eines Tumors
    b) Evisceratio orbitae
    c) Enucleatio bulbi mit Einnähung einer Plombe
13. Operationen der Bindehaut
    a) Bindehautdeckung der Hornhaut (nach Harms)
    b) Bindehautplastik bzw. Schleimhauttransplantation

II. Mittlere Operationen

1. Nachstardiszision mit Messer oder Nadel
2. Iridektomie
3. Sickerkissenverkleinerung nach Glaukomoperation
4. Zyklodiethermiepunktur ohne Muskelunterbindung
5. Entfernung von Hornhauttumoren
6. Entfernung von Konjunktivaltumoren
7. Eingriffe an der Bindehaut bei Verätzung
8. Verkürzung oder Rücklagerung einer der geraden Augenmuskeln
9. Tränensackexstirpation
10. Naht der durchtrennten Tränenwege mit Sondeneinführung
11. Kleinere Lidplastiken
12. Ektropiumoperationen
13. Entropiumoperationen

14. Ausgedehnte Wundversorgung an den Lidern mit Defekten des Lidrandes
15. Entfernen eines Pterygiums
16. Eröffnung und Drainage einer Orbitaphlegmone
17. Enucleatio bulbi ohne Plombeneinnähung
18. Evisceratio bulbi

III. Kleine Operationen

1. Abrasio corneae
2. Entfernen eines Hornhautfremdkörpers
3. Entfernen eines Bindehautfremdkörpers
4. Tränenwegspülung
5. Tränenwegsondierung
6. Zilienepilation
7. Chalazionentfernung
8. Eröffnung eines Lidabszesses
9. Eröffnung eines Tränensackabszesses
10. Entfernen von Lidtumoren ohne plastische Deckung
11. Probeexzision aus Veränderungen an Lidern, Konjunktiva, Hornhaut und Tränendrüse
12. Naht einer Bindehautwunde
13. Wundversorgung an den Lidern ohne Lidranddefekt
14. Resektion aus der Arteria temporalis

HALS-, NASEN- UND OHRENHEILKUNDE

I. Große Operationen

Große Eingriffe im Bereich des Kehlkopfes, der Trachea und des Hypopharynx von
außen (Exstirpation und Teilresektion)
Operation des Ösophagusdivertikels von außen
Operation der Nebenhöhlen nach Denker
Oberkieferresektion
Radikaloperation und Antrotomie mit oder ohne Komplikationen (Hirnabszeß, Sinus-
thrombose, Jugularisunterbindung, Labyrinthoperation)
Fensterungsoperation des Botenganges
Tympanoplastik
Operation der Stirnhöhle und des Siebbeins von außen
Drüsen- und Tumoroperationen am Hals mit Freipräparieren der großen Gefäße.
Neckdissection
Operation der Nasen-Rachen-Tumoren von außen
Nasenplastik
Beseitigung von Choanalatresie (transpalatinal)
Versorgung von Gesichtsschädelbrüchen
Fazialisdekompression und Nervennähte
Kieferhöhlenradikaloperation beiderseits nach Caldwell-Luc mit oder ohne Sieb-
beinrevision
Plastische Gesichts- und Halsoperationen mit Lappenbildung (Rollappen, Ver-
schiebelappen usw.)
Zungenresektion und Zungenteilresektion, Operationen von Mundbodengeschwülsten
Tränenwegoperationen
Ohrenanlegeplastik beiderseits
Vestibulotomie und Stapesmobilisation
Parotidektomie und Teilresektion

II. Mittlere Operationen

Adenotomie mit Tonsillektomie
Redressement einer Nasenbeinfraktur
Kiefernhöhlenradikaloperation nach Caldwell-Luc einseitig mit oder ohne Sieb-
beinrevision

Intranasale Siebbein- und Stirnhöhlenausräumung bzw. -eröffnung
Tracheotomie
Bronchoskopien und Ösophagoskopien mit Probeexzision bzw. Fremdkörperentfernung
Tonsillektomie in Lokalanästhesie oder Narkose
Septumresektion (nach Killian)
Endoskopische Operation des Ösophagusdivertikels
Versorgung von Blutungen je nach Schwere
Eröffnung bzw. Ausschälung größerer Abszesse, Zysten und Atherome
Mediastinoskopie
Exstirpation der Glandula submandibularis
Stützautoskopie nach Kleinsasser mit Benutzung des Operationsmikroskops
Versorgung von Ohrmuschel-, Nasen- und andern Gesichtsverletzungen

III. Kleine Operationen

Probeexzision aus Kehlkopf usw.
Adenotomie
Inzision eines Peritonsillarabszesses
Entfernung von Nasenpolypen
Parazentesen
Muschelteilresektion, Abtragung hinterer Enden, Muschelkaustik, Stichelung
Bougieren der Speiseröhre
Tränengangspülung
Kiefernhöhlenspülung
Beck-Bohrung
Epipharyngoskopie mit Velotraktor
Ohrmikroskopie
Schlitzung des Ausführungsgangs der Glandula submandibularis
Sialographie der Parotis und Submandibularis
Antroskopie
Eröffnung und Versorgung eines Septumabszesses
Entfernung von Ohr- und Nasenfremdkörpern

NEUROCHIRURGIE

I. Große Operationen

Alle Schädeleröffnungen mit Eingriffen am Schädelinhalt (außer Ventrikulographie und Probepunktion, die zu den mittleren Eingriffen gerechnet werden),
also Tumoroperationen, Beseitigung von Gefäßmißbildungen, Exstirpation von
Hirnabszessen, intrakraniale Nervendurchschneidungen
Alle operativen Versorgungen schwerer Schädel-Hirn-Traumen und ihrer Folge-
zustände
Alle Operationen zur Behandlung von Schädel-Hirn-Mißbildungen (Enzephalozelen,
Hydrozephalus, prämature Nahtsynostose)
Nachoperationen bei Nachblutungen, evtl. mit Entfernung des Knochendeckels
Alle Operationen an der Wirbelsäule und am Rückenmark: raumbeengende Prozesse,
Verletzungen, entzündliche Prozesse, Mißbildungen wie Meningozelen und Meningo-
myelozelen, Diskusprolaps, Chordotomie, Radikotomie
Einige große Eingriffe an peripheren Nerven

II. Mittlere Operationen

Ventrikelpunktionen zur Entlastung oder zur Ventrikulographie. Probepunktionen
von Hirntumoren, Punktionsbehandlung von Hirnabszessen, Karotisunterbindung am
Hals
Der größte Teil der Eingriffe an peripheren Nerven
Operation der Halsrippe bzw. des Skalenussyndroms
Tracheotomie
Knochendeckelentfernung bei Osteomyelitis

III. Kleine Operationen

Versorgung kleinerer Verletzungen der Kopfschwarte
Entfernung kleinerer Tumoren der Hirnhüllen (z.B. Epidermoide der Kopfschwarte,
eosinophiles Granulom des Knochens), Probeentnahme aus Tumoren der Hirnhüllen

KIEFERCHIRURGIE

I. Große Operationen

Lippen-Kiefer-Spalte mit Osteoplastik
Velopharyngoplastik
Oberkieferresektion mit Neckdissection, z.T. mit Parotidektomie oder Exentera-
tio orbitae
Malignomexzision Stirn, Wange, Augenlider mit Entfernung der regionären Lymph-
knoten und z.T. Exenteratio orbitae
Malignomexzision aus Nase, Lippen und Ohren, z.T. mit Neckdissection
Unterkieferresektion wegen Malignom, z.T. mit Exartikulation, Neckdissection
oder Entfernung der regionären Lymphknoten
Malignomexzision Kinn, Mundboden, Zunge, Hals mit Neckdissection oder Entfer-
nung der regionären Lymphknoten
Neckdissection
Unterkieferresektion und Osteoplastik von Beckenkamm oder Rippe
Exzision gutartiger Tumoren am Oberkiefer, Unterkiefer und Hals
Parotidektomie (radikal mit Neckdissection und Unterkieferresektion oder kon-
servativ)
Basaliomexzision, Augenlider, Nase, Schläfe, Ohr, Wange, Stirn, Augenlider
Anlegung eines Rundstiellappens an Arm, Flanke, Hals, akromiopektoral
Anlegung eines Stirnlappens, Visierlappen
Rundstiellappenwanderung, -plastik
Freie Haut zur Lippe, Nase, Wange, Stirn, Schläfe, Kinn, Ohr, Hals
Face lifting: Nasen-, Lid-, Konjunktival-, Ohrplastik
Plastik des Kinns, des Mundvorhofs und des Tubers
Rippen- oder Rippenknorpeltransplantation zum Oberkiefer, Unterkiefer, Nase,
Orbita, Kinn, Jochbogen, Alveolarkamm
Osteoplastik vom Beckenkamm
Knorpel vom Ohr zum Augenlid oder Nase
Osteotomie des Ober- und Unterkiefers
Kiefergelenkoperation
Oberkiefer- und Unterkieferfraktur, z.T. mit kraniofazialer Aufhängung
Duraplastik

II. Mittlere Operationen

Lippenspalte
Gaumenspalte (harter oder bzw. und weicher Gaumen)
Primäre Veloplastik
Schräge Gesichtsspalte
Tumorabtragung beim Malignom
Freie Haut zum Ober- oder Unterlid
Face lifting bei Fazialisparese
Plastik des Mundwinkels, des Alveolarkamms, der Lippen, der Augenhöhle
Z-Plastik
Progenie-Operation, Squestrotomie
Jochbein-(bogen-)reposition, Orbitabodenreposition
Drahtnaht
Drahtnaht bzw. Verschraubung bei Unterkieferfraktur
Beiderseitige Kieferhöhlenoperation
Speicheldrüsenexstirpation

Paladonimplantation
Fremdkörperentfernung
Tracheotomie

III. Kleine Operationen

Probeexzision, Lippen-(Zungen-)Bändchen-Durchtrennung
Narbenkorrektur
Circumferentialwiring
Drahtnahtentfernung
Einseitige Kieferhöhlenoperation
Zysten und Fisteln
Lymphknotenexstirpation
Nervenexhärese
Zahlreiche Zahnextraktionen mit Glättung des Alveolarkamms
Extraktion eines verlagerten Weisheitszahns mit Aufklappung
Wundversorgung, Nachblutung
Anfertigung einer Gesichtsmaske
Ranulaexstirpation
Abszeßspaltung

5. Literatur

Allgemeine Grundlagen für den Einsatz im Operationsdienst

Ethicon OP Forum (Hrsg) (1976) Praxis der Operationsschwester: Einführung. Ethicon, Hamburg-Norderstedt

Medizinische Grundlagen

Faller A (1980) Der Körper des Menschen, 9. Aufl. Thieme, Stuttgart New York
Kahle W, Leonhardt H, Platzer W (1979) Taschenatlas der Anatomie, 3 Bde, 3. Aufl. Thieme, Stuttgart New York
Langmann J (1980) Medizinische Embryologie, 6. Aufl. Thieme, Stuttgart New York
Michler M, Benedum J (1981) Einführung in die medizinische Fachsprache, 2. Aufl. Springer, Berlin Heidelberg New York
Silbernagel S, Despopoulos A (1979) Taschenatlas der Physiologie. Thieme, Stuttgart New York

Chirurgie

Allgöwer M (Hrsg) (1982) Allgemeine und spezielle Chirurgie, 4. Aufl. Springer, Berlin Heidelberg New York
Ethicon Op Forum (Hrsg) (1976) Praxis der Operationsschwester: Allgemeine Chirurgie. Ethicon, Hamburg-Norderstedt
Friedl E, Bieber E (1984) Allgemeinchirurgische Operationen. Springer, Berlin Heidelberg New York Tokyo
Glauch H, Haaf E (1979) Chirurgische Instrumente, Operationslagerungen, Operationsabläufe. Thieme, Stuttgart New York
Heberer G, Köle W, Tscherne H (1983) Chirurgie, Lehrbuch für Studierende der Medizin und Ärzte, 4. Aufl. Springer, Berlin Heidelberg New York Tokyo
Kirk R M (1982) Chirurgische Techniken. Thieme, Stuttgart New York
Largiadèr F, Säuberli H, Wicki O (1979) Checkliste Viszerale Chirurgie, 2. Aufl. Thieme, Stuttgart New York
Reifferscheid M, Weller S (1982) Chirurgie, 5. Aufl. Thieme, Stuttgart New York

Traumatologie

Arndt-Hämer A (1982) Gipsfibel. Kohlhammer, Stuttgart Berlin Köln Mainz
Burri C, Beck H, Ecke H et al (1982) Unfallchirurgie, 3. Aufl. Springer, Berlin Heidelberg New York Tokyo
Ethicon Op Forum (Hrs) (1982) Praxis der Oprationsschwester: Handchirurgie. Ethicon, Hamburg-Norderstedt
Heim U, Baltensweiler I (1981) Checkliste Traumatologie. Thieme, Stuttgart New York
Müller M E, Allgöwer M, Schneider R, Willenegger H (1977) Manual der Osteosynthese, 2. Aufl. Springer, Berlin Heidelberg New York
Séquin F, Texhammer R (1980) Das AO-Instrumentarium. Springer, Berlin Heidelberg New York

Orthopädie

Baumgartner R, Ochsner P E, Schreiber A (1983) Checkliste Orthopädie. Thieme, Stutt-
 gart New York
Cotta H (1980) Orthopädie, 2. Aufl. Thieme, Stuttgart New York
Ethicon Op Forum (Hrsg) (1981) Praxis der Operationsschwester: Orthopädie. Ethicon,
 Hamburg-Norderstedt
Kaltwasser B, Skuginna A, Hierholzer G (1981) Chirurgie der Knochen und Gelenke.
 Springer, Berlin Heidelberg New York

Neurochirurgie

Ethicon Op Forum (Hrsg) (1980) Praxis der Operationsschwester: Neurochirurgie.
 Ethicon, Hamburg-Norderstedt
Hamer J, Dosch C (1978) Neurochirurgische Operationen. Springer, Berlin Heidelberg
 New York

Gynäkologie

Ethicon Op Forum (Hrsg) (1977) Praxis der Operationsschwester: Gynäkologie. Ethicon,
 Hamburg-Norderstedt
Glatthaar E, Benz J (1981) Checkliste Gynäkologie, 2. Aufl. Thieme, Stuttgart New
 York
Kern G (1977) Gynäkologie, 3. Aufl. Thieme, Stuttgart New York

Kinderchirurgie

Harnack G A von (1980) Kinderheilkunde, 5. Aufl. Springer, Berlin Heidelberg New
 York
Sauer H, Kurz R (1981) Checkliste Kinderchirurgie. Thieme, Stuttgart New York

HNO

Becker W, Naumann H H, Pfaltz C R (1982) Hals-Nasen-Ohren-Heilkunde. Thieme, Stutt-
 gart New York
Boenninghaus H G (1977) Hals-Nasen-Ohren-Heilkunde, 4. Aufl. Springer, Berlin
 Heidelberg New York
Ethicon Op Forum (Hrsg) (1977) Praxis der Operationsschwester: Hals Nasen Ohren.
 Ethicon, Hamburg-Norderstedt

Ophthalmologie

Ethicon Op Forum (Hrsg) (1979) Praxis der Operationsschwester: Ophthalmologie.
 Ethicon, Hamburg-Norderstedt
Hollwich F (1980) Taschenatlas der Augenheilkunde. Thieme, Stuttgart New York

Urologie

Alken G E, Sökeland J (1979) Urologie, 8. Aufl. Thieme, Stuttgart New York
Ethicon Op Forum (Hrsg) (1975) Praxis der Operationsschwester: Urologie. Ethicon,
 Hamburg-Norderstedt
Mayor G, Hauri D, Sulmomi A (1979) Checkliste Urologie. Thieme, Stuttgart New York

Herz-, Thorax-, Gefäßchirurgie

Ethicon Op Forum (Hrsg) (1983) Praxis der Operationsschwester: Herz, Lunge, Gefäße.
 Ethicon, Hamburg-Norderstedt
Saggau W, Billmaier T R (1979) Herz- und Gefäßoperationen. Springer, Berlin, Hei-
 delberg New York

Sturm A, Reidemeister J C (1982) Checkliste Gefäßsystem. Thieme, Stuttgart New York
Zeidler D, Weik L (1981) Thoraxoperationen. Springer, Berlin Heidelberg New York

Mund-, Kiefer-, Gesichtschirurgie

Ethicon Op Forum (Hrsg) (1979) Praxis der Operationsschwester: Mund Kiefer Gesicht.
  Ethicon, Hamburg-Norderstedt

Hygiene- und Mikrobiologie

DIN Deutsches Institut für Normung e.V. (Hrsg) (1983) DIN Taschenbuch 169. Beuth,
  Berlin Köln
Bundesgesundheitsamt Berlin (Hrsg) (1976) Richtlinie für die Erkennung, Verhütung
  und Bekämpfung von Krankenhausinfektionen (Lieferung 1-5). Fischer, Stuttgart
  New York
Burkhardt F, Steuer W (Hrsg) (1980) Infektionsprophylaxe im Krankenhaus, Leitfaden
  für Pflegeberufe. Thieme, Stuttgart New York
Steuer W, Adam W (1983) Krankenhaushygiene, Erkennung, Verhütung, Bekämpfung von
  Krankenhausinfektionen, 2. Aufl. Fischer, Stuttgart
Steuer W, Lutz-Dettinger U (1980) Leitfaden der Desinfektion, Sterilisation und
  Entwesung, 3. Aufl. Fischer, Stuttgart
Wiesmann E (1982) Medizinische Mikrobiologie, 6. Aufl. Thieme, Stuttgart New York

Material- und Gerätekunde

Arbeitskreis Instrumentsaufbereitung (Hrsg) (1979) Instrumenten-Aufbereitung rich-
  tig gemacht. Aesculap-Werke, Tuttlingen
Hermes G (Hrsg) (1981) Sicherheit medizintechnischer Geräte im Krankenhaus. Biblio-
  med, Melsungen
Ungethüm M, Winkler-Gniewek W (1982) Kleine Metallkunde chirurgischer Instrumente.
  Bibliomed, Melsungen

Arbeitssicherheit

Berufsgenossenschaft der Feinmechanik und Elektrotechnik (Hrsg) (1981) Neues Recht
  im Arbeitsschutz, 5. Aufl. Greven & Bechtold, Köln
Klost W, Junker E (1981) Arbeitsschutzlexikon, 11. Aufl. Ecomed, Landsberg/Lech